瑜伽
从新手到高手

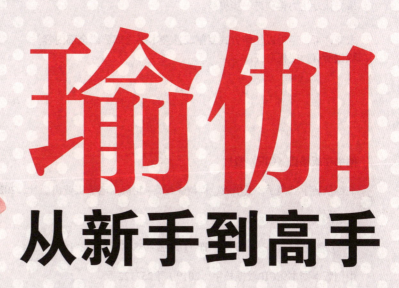

王华威　周　涛　主编◎

电子工业出版社
Publishing House of Electronics Industry
北京·BEIJING

内 容 简 介

本书简单介绍了瑜伽起源、瑜伽分类、最常用的呼吸法以及饮食，主要以最常用的体式动作为主，通过示范标准动作的图片以及清晰的插画来解说如何正确地练习、提示容易出现的问题，帮助读者更清楚地掌握正确的练习方法，避免练习不正确导致对身体的伤害。书的最后总结了几套连贯的套路动作，读者通过这样的练习能更好地加强练习的效果，让专注力得到进一步提高。

未经许可，不得以任何方式复制或抄袭本书之部分或全部内容。
版权所有，侵权必究。

图书在版编目（CIP）数据

瑜伽从新手到高手 / 王华威，周涛主编. —北京：电子工业出版社，2020.1
ISBN 978-7-121-37841-6

Ⅰ.①瑜… Ⅱ.①王… ②周… Ⅲ.①瑜伽—基本知识 Ⅳ.①R793.51

中国版本图书馆CIP数据核字（2019）第252722号

责任编辑：祁玉芹
印　　刷：中国电影出版社印刷厂
装　　订：中国电影出版社印刷厂
出版发行：电子工业出版社
　　　　　北京市海淀区万寿路173信箱　邮编　100036
开　　本：720×1000　1/16　印张：7.75　字数：148.8千字
版　　次：2020年1月第1版
印　　次：2020年1月第1次印刷
定　　价：39.80元

凡所购买电子工业出版社图书有缺损问题，请向购买书店调换。若书店售缺，请与本社发行部联系，联系及邮购电话：（010）88254888，88258888。
质量投诉请发邮件至zlts@phei.com.cn，盗版侵权举报请发邮件至dbqq@phei.com.cn。
本书咨询联系方式：（010）68253127，qiyuqin@phei.com.cn。

推 荐 语

王成　青鸟体育高级副总裁

良师·忠言

作为印度最重要的哲学体系之一，瑜伽经历时光的锤炼，和全球数以百万计练习者的传承，已经成为备受推崇的健康生活模式。

健身场馆里流行的瑜伽课程多种多样，但是万变不离其宗，它们都是传统瑜伽体式依照不同的目的，编排、设计而成的训练模式。基于练习者安全、有效的最高诉求，教授瑜伽的导师不仅需要有精湛的身体技能，也应该了解每个体式对身体的影响，让参与课程的学员能够百分百的身心受益。

与华威相识于2014年，当时的他已是瑜伽导师培训课程的授课班底，对专业知识精益求精，对教学过程一丝不苟，是所有学员交口称赞的优秀导师。进入青鸟以后，更是以课程总监的身份，严格把握场馆课程的专业性，倾听各类会员在练习过程中的困惑与阻碍，不断修正、精进自己的练习与教学状态。也正是这样年复一年的努力与敬业，让他在青鸟众多优秀同侪中享有最多的会员量与好评度。

得知他有心将自己多年的教学心得编制成书，我由衷的为他高兴，这是他早该做的一件事。随着大大小小的健身场馆不断涌现，市场对瑜伽导师的需求量增大，导致这个领域从业者的资质门槛越来越低。像华威这样知识储备扎实、教学经验丰富的老师已不多见，而这其中，又有多少人愿意将自己的所学所得无私分享呢？

市场在售的瑜伽书籍数量浩如烟海，但其中绝大多数玄幻难懂，另有相当一部分又过于浅显雷同，真正能指导瑜伽爱好者正确练习，有效规避错误与伤害的著作少之又少。由常年处于教学第一线的专业导师汇聚知识结晶，亲自总结最经典、安全的瑜伽练习，明确描述其效果，点破所有可能出现的错误，配以相应的图片、视频，这样的著作则更能够弥补市场空缺，成为能让练习者深深受益的工具。

这本书从筹备、编撰到绘图、定稿，耗时近一年。我也曾与他讨论适合的形式与命题，鼓励他尝试不同的表达方式。如今，看着华威付出的诸多心血逐渐成型，即将在众多练习者的期待之下问世，我由衷的为他感到高兴。一个优秀的瑜伽导师，需要用这样一本有着极高技含量的著作为自己的教学生涯留作纪念。

在此，除了表示祝贺，我也期盼这部作品能收到热烈的市场回响，为瑜伽类书籍开创新的篇章。

杨振华　毕业于美国伦斯利尔理工大学（常青藤联盟名校）工商管理硕士，现任扬智咨询集团董事长，精益六西格玛黑带大师，瑜伽爱好者。

作者不仅将瑜伽作为一种职业，更多的是一种热爱。多年的教学和实践，形成了一套系统、严谨且充满创意的课程体系。同时不断的钻研，精益求精，用心去教，从心去教，王老师非常善于鼓励学员更深层次的加强对身体的认知，发掘自身的潜力，进入充满觉知的瑜伽练习。专业的知识和技术积累，因材施教的教学方式，已经强烈的责任心使很多学员对王老师的课程非常喜爱，不管是初学者，还是富有经验的老学员，都能在王老师的不同的课程中获益匪浅。

赵怡明　全美瑜伽联盟RYT 500认证，资深瑜伽教练

呼吸、冥想与体式代表了身、心、灵的结合，练习瑜伽缺一不可。王老师在此书中对这三个部分的讲解通俗易懂，尤其是对体式的编排与总结分类有序、循序渐进，既可以为初学者提供入门知识，也为想要深入学习的人提供了一个明确的向导。

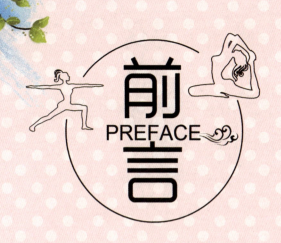

　　本书主要以常见的瑜伽体式为主，每个体式从正确的引导、需要注意的问题，以及这个体式的作用3个方面来阐述。通过这样的阐述能让读者更有效地掌握每个体式要领，达到最终把单个体式串联起来的目的。并且每个体式都配有相应图片，可以使读者更清晰、更安全地练习。

　　从内容结构划分来看，本书分为瑜伽的起源、瑜伽的分类、呼吸法、饮食、体式讲解五部分。最主要以体式为主，体式分为站姿体式、坐姿和跪立体式、手臂支撑体式、仰卧式、俯卧式、倒立式、连贯套路动作。通过这样的划分，使读者思路更清晰，更容易掌握体式的分类，以及合理地安排动作之间的连接。

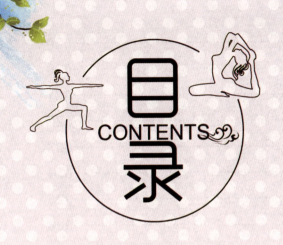

目录 CONTENTS

第1章　瑜伽的起源 ··· **001**

第2章　瑜伽的分类 ··· **003**

第3章　瑜伽的呼吸法 ··· **005**

第4章　瑜伽的饮食 ··· **007**

第5章　呼吸冥想 ··· **009**

　　简易坐体式说明 ··· **009**

第6章　站姿体式 ··· **011**

　　山式 ··· **011**

　　站立向上伸展式 ··· **012**

　　站立前屈式、站立前屈向上伸展式 ·································· **013**

　　站立半莲花前屈式 ··· **014**

　　风吹树式 ·· **015**

　　笨拙式 ·· **015**

　　新月式 ·· **016**

　　幻椅式 ·· **017**

　　扭转幻椅式 ·· **018**

　　站士一 ·· **019**

瑜伽 从新手到高手

起跑式 ·· 020
高位起跑式 ·· 020
站角式 ·· 021
侧角式 ·· 022
侧角扭转式 ·· 023
加强侧伸展式 ··· 024
战士二 ·· 025
反战士二 ··· 026
战士三 ·· 027
树式 ··· 028
半月式 ·· 029
半月扭转式 ·· 030
三角式 ·· 031
三角扭转式 ·· 032
扭转三角式 ·· 033
手拉脚单腿站立ABC ······························· 034
鸟王式 ·· 035
拉弓式 ·· 036
站立分腿伸展式 ····································· 037

第7章　坐姿和跪立体式 ···················· 039

简易脊柱扭转式 ····································· 039
双莲花坐 ··· 040
束角式 ·· 041
坐立双腿背部伸展式 ······························· 042
坐立半莲花前屈背部伸展式 ····················· 043
圣哲玛里琪 ·· 044
船式 ··· 045

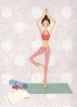

半船式	046
坐角式	046
半鱼王式	047
牛面式	048
龟式	049
神猴式	050
骆驼式	051
卧英雄式	052

第8章　手臂支撑体式　053

下犬式	053
猫伸展、猫弓背	054
半下犬式	055
上犬式	056
鹤禅式	057
圣哲康迪亚式	058
斜板式	059
四柱式	060
侧板式	060
加强侧板式	061
反支撑斜板式	062

第9章　仰卧式　063

桥式	063
单腿桥式	064
轮式	065
单腿伸展轮式	066
仰卧束角式	067
鱼式	068

瑜伽 从新手到高手

仰卧扭转式 ·································· 068
仰卧手抓脚单腿伸展式 ···················· 069
挺尸式 ······································· 070

第10章 俯卧式 ······················ 071

眼镜蛇式 ···································· 071
鸽子式 ······································· 072
蝗虫式 ······································· 073
全蝗虫式 ···································· 073
弓式 ·· 074
婴儿式 ······································· 074

第11章 倒立式 ······················ 075

头手倒立 ···································· 075
肩倒立式和犁式 ···························· 076
双膝触耳犁式 ······························· 077
头肘倒立 ···································· 078
手倒立 ······································· 079

第12章 连贯套路动作 ············· 081

热身：太阳式A ···························· 081
热身：太阳式B ···························· 086
初级套路动作 ······························· 094
中级套路动作 ······························· 100
高级套路体式 ······························· 105
开肩后弯套路体式 ························· 111

· X ·

第1章
瑜伽的起源

　　瑜伽最早起源于印度,已有五千多年的历史文化。最早的形成方式是体位法,也就是我们现在说的瑜伽体式。最初是人类发现动物和植物的一些习惯性动作能给它们带来好处,然后模仿它们的动作创立出了瑜伽体位法。如今,瑜伽已成为家喻户晓的健身方式,并且它适合各个年龄段的人群。瑜伽可意为"连接""统一"意思,通过呼吸和动作的配合,让身体在舒展的过程中找到放松的状态,在练习的过程中加强专注力,能很好地起到改善我们僵硬的身体、调节心理和愉悦精神的作用。所以瑜伽给我们带来的不仅仅是身体上的益处,更是身、心、灵的益处。

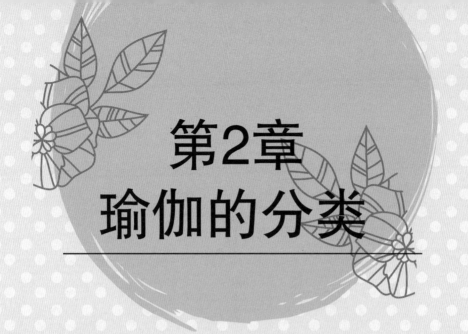

第2章
瑜伽的分类

瑜伽发展到今天,出现了各种不同方式的练习方法和流派。最为常见的主要有:哈他瑜伽、阿斯汤加瑜伽、艾扬格瑜伽、阴瑜伽、流瑜伽。

哈他瑜伽也叫传统瑜伽,可分为不同级别的练习,练习过程主要以单个体式为主,体式之间的连接可以停顿和休息,以稳定体式配合好呼吸。练习的过程比较舒缓,不可以有强迫感,要让身体达到放松、平静的效果,更适合初学者。

阿斯汤加是由哈他瑜伽之父克里希那马查创立,是非常严格的练习,动作之间的连接非常连贯有序,并且固定不变,呼吸和动作也必须配合一致。这样的练习能更好地加强专注力、肌肉力量、柔韧性,适合有经验的人群练习。

艾扬格瑜伽是由艾扬格大师创立,它非常注重体式的精准度,会借助各类瑜伽辅具来练习体式,适合初学者。

阴瑜伽,主要以拉伸肌肉为主,体式多以关节做屈的运动,通过呼吸让身体更好地在伸展过程中放松下来。每个体式大概保持在5分钟左右,适合所有人练习,尤其身体僵硬的人群。

流瑜伽,整个练习的过程中体式之间连续不断,动作编排合理有序。因为其动作连续不断的特点,所以能很好地加强练习者的专注力以及提高身体素质,难易程度也可根据情况来合理编排,适合有基础的人群。

第2章

茶食的歷史

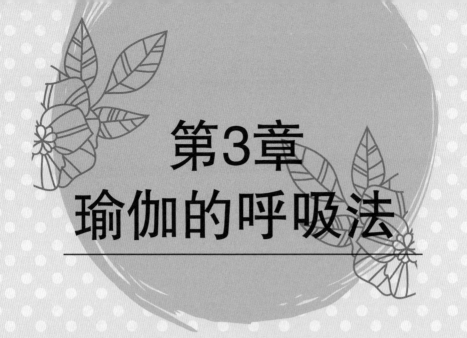

第3章
瑜伽的呼吸法

腹式呼吸：吸气的时候腹部向外扩张，呼气的时候腹部向内收缩。在这个过程中要始终保持腹部的肌肉是放松的，只是通过气息推动着腹部向外和向内，不要刻意地用腹部的肌肉向内和向外。腹式呼吸的练习过程要保持匀速的呼吸。腹式呼吸能让我们的身体更好地放松，所以冥想的过程中可以选择腹式呼吸来调息。

喉呼吸法：也叫胜利呼吸法。通过吸气、呼气时的气流与喉咙发出微微的"沙沙"声。练习的过程中要有意识地收紧会厌，才能使气流通过时与喉咙的摩擦发出声音。喉呼吸有益于缓解疲劳感和紧张情绪，所以一般用于在练习体式过程中身体出现比较紧张或累的时候，通过加深呼吸，让身体放松、让情绪更好地平静下来。

月亮式呼吸：左右鼻孔交替呼吸。（1）深吸气；（2）呼气时用右手无名指按压住左鼻孔同时右鼻孔深呼气；（3）用右鼻孔深吸气，呼气时右手大拇指按压住右鼻孔同时无名指放开左鼻孔呼气；（4）左鼻孔深吸气，呼气时无名指按压住左鼻孔同时大拇指放开右鼻孔深呼气；（5）反复练习15组，最后右鼻孔吸气，呼气时放下右手，两鼻孔深呼吸，回到自然呼吸。

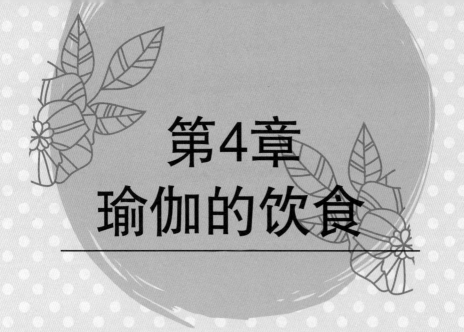

第4章
瑜伽的饮食

饮食：瑜伽饮食中把食物分为三类：悦性食物、变性食物、惰性食物。

悦性食物通常指水果、蔬菜、豆类等相对比较清淡的食物。因为悦性食物更容易被身体吸收和消化，所以经常吃悦性食物有益于消化系统，也能使我们精神更加愉悦。

变性食物指各类调料制品、碳酸饮料、咖啡。变性食物可以补充身体所需能量，适量饮用可加强身体，但过量饮用可能会导致情绪暴躁、心神不安。所以变性食物适量饮用是有益于身体的，而过多饮用则有损我们的身心健康。

惰性食物主要指肉类、过期的食物、发霉以及太油太辣的食物。由于肉类、油性食物热量非常高且不易消化，容易堆积在体内，所以经常吃惰性食物会导致身体发胖、容易瞌睡、反应迟钝。误食发霉的食物还会导致身体病变。所以瑜伽饮食原则中尽量不吃惰性食物。

通常，在练习瑜伽前两个小时不要进食，最好空腹练习，也可简单吃点流食，例如牛奶、粥之类的。因为练习过程会有扭转、倒立之类的体式，如果胃里有未消化的食物都会对肠胃有一定影响，引起身体不适。

第5章 呼吸冥想

简易坐体式说明

小腿相交坐于垫子上,双手大拇指和食指相触呈智慧手印,掌心朝上放于双膝处,闭上双眼,舒展眉心,嘴角上扬保持微笑,放松面部、肩部,保持背部平直,匀速呼吸。此动作也可以选择腹式呼吸,保持5~10分钟。

注 意

意识不够专注的时候可以把意识关注到呼吸上、关注到身体上,或者播放比较安静的音乐来进行调整。如果膝盖有伤或者下背部比较僵硬,可以在臀部下方垫一块瑜伽砖,使膝盖和下背部更放松。

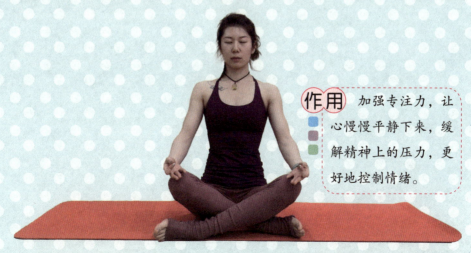

作用 加强专注力,让心慢慢平静下来,缓解精神上的压力,更好地控制情绪。

第6章
站姿体式

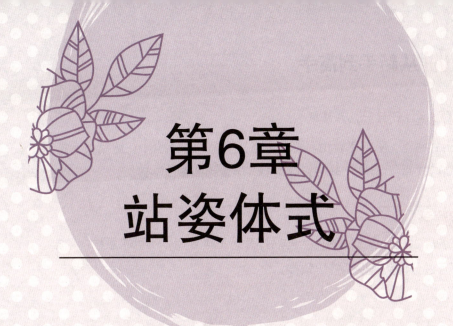

山式

双脚并拢，手臂自然下垂放于身体两侧，掌心朝内，眼睛平视前方。

注 意

肩颈放松，不能塌腰，膝盖不可超伸，脚踝不能内扣，重心放在脚掌上。

作用

培养站立时大脑对身体姿势正确的觉知。

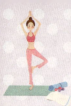

瑜伽 从新手到高手

站立向上伸展式 ■ ■ ■

　　山式站立，吸气手臂由两侧向上举过头顶，双手合十，眼睛看大拇指，脊柱向后延伸，保持5个呼吸，呼气时，手臂由两侧向下还原。

> **注　意**
> 　　胸腔上提，肩部手臂向上向后打开，不可耸肩，不可将腰椎向前推，也不可过分仰头，以免挤压颈椎。

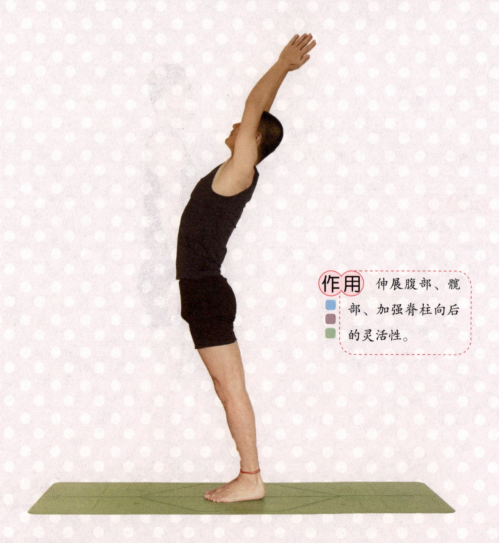

作用 伸展腹部、髋部、加强脊柱向后的灵活性。

第6章 站姿体式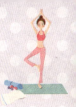

站立前屈式、站立前屈向上伸展式

山式站立，A吸气手臂由两侧向上伸展，呼气上半身向下折叠，双手放于双脚两侧，保持2分钟左右。B吸气指尖点地身体向上伸展，延伸脊柱，保持5个呼吸，呼气身体向下折叠，吸气，身体向上同时手臂向上举过头顶，呼气还原山式站立。

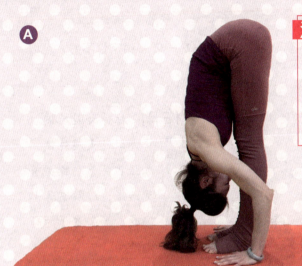

注意　保持背部延伸，颈部不可用力，大腿后侧柔韧性差者可微屈双膝。腰椎间盘突出、高血压不宜练习。

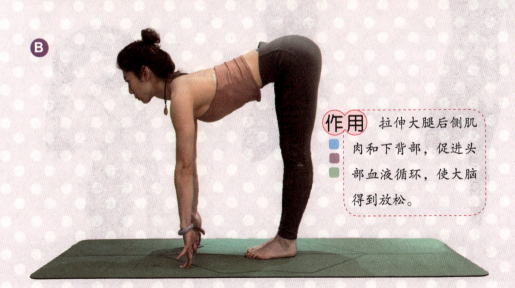

作用　拉伸大腿后侧肌肉和下背部，促进头部血液循环，使大脑得到放松。

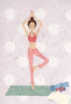

瑜伽 从新手到高手

站立半莲花前屈式

　　站立准备，屈右膝右侧髋关节外展，将右脚外侧放于左侧腹股沟的位置，右手从背后穿过，右手前三指抓住右脚大脚趾，吸气，左手由体前向上举过头顶，呼气屈髋身体向下折叠，左手放于左脚外侧，保持5个呼吸，吸气左手带动身体向上，呼气左手由体侧向下还原，将右腿向下伸直，反侧练习。

注　意

　　膝关节有伤不可练习。稳定髋部，不可一高一低。稳定性不好，可以将双手放于垫子上。

作用 拉伸大腿后侧、臀部以及大腿外侧，加强髋关节、膝关节灵活度，缓解下背部僵硬，加强身体的稳定性。

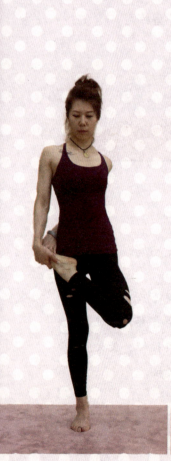
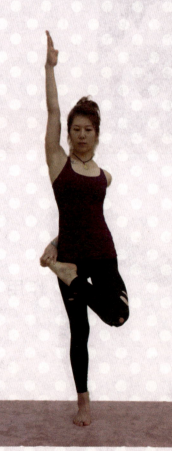
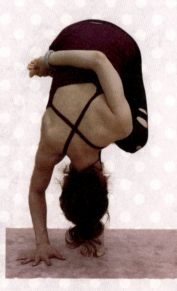

第6章　站姿体式

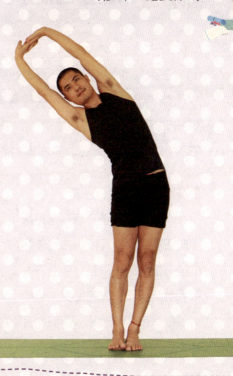

风吹树式 ■■■

　　山式站立，双手十指相扣，吸气双手向上举过头顶同时翻转掌心朝上，呼吸身体向右侧弯腰，吸气向上还原，呼气身体向左侧弯腰，每侧保持1分钟左右。

注　意
　　保持脊柱向上延展，不可塌腰、耸肩，身体从侧面看需要保持在一个平面。

作用　加强脊柱向旁的灵活度，拉伸身体两侧的肌肉。

笨拙式 ■■■

　　双脚分开与肩同宽站立，双脚平行正对前方，吸气双手前平举，掌心朝下，呼气屈双膝，臀部向后，大腿平行地面，保持1分钟，吸气、伸直膝盖，呼气、手臂向下还原。

注　意
　　膝盖的位置不可超过脚尖，不能塌腰、耸肩、背部保持平直。

作用　加强大腿前侧以及臀部肌肉，保护膝盖。

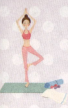

瑜伽 从新手到高手

新月式 ■■■

下犬式准备（详见53页），吸气右脚向前跨于双手之间，呼气屈左膝盖放于垫子上，脚背放平，吸气身体向上伸展的同时双手向上举过头顶合十，保持5个呼吸，呼气身体向下，双手压住垫子，勾起左脚伸直左腿，吸气撤右脚向后回到下犬式，换左脚向前进行反侧练习。

注 意

前面的膝盖不可以超过脚尖，膝盖指向正前方，不可以内扣或外翻，后面的膝盖有压力的话需要在膝盖下方垫个毛巾。骨盆要摆正，胸腔上提，肩部手臂向上向后打开，不可耸肩，不可过分仰头。

作用 拉伸大腿前侧、髋部前侧、腹部，加强脊柱的灵活度。

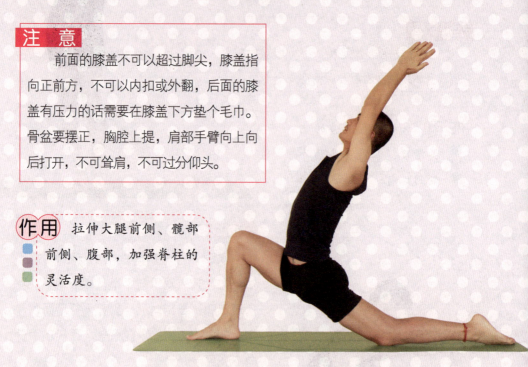

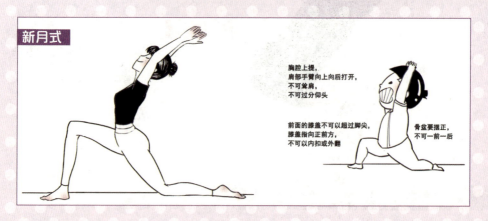

新月式

胸腔上提，肩部手臂向上向后打开，不可耸肩，不可过分仰头

前面的膝盖不可以超过脚尖，膝盖指向正前方，不可以内扣或外翻

骨盆要摆正，不可一前一后

第6章 站姿体式

幻椅式

山式站立，吸气双手向上举过头顶，双手合十，呼气屈膝屈髋，直到大腿平行地面，保持1分钟。

注 意

膝盖不可以超脚尖，不可耸肩、塌腰，保持背部平直。

作用 加强腿部、肩部力量，保护膝关节。

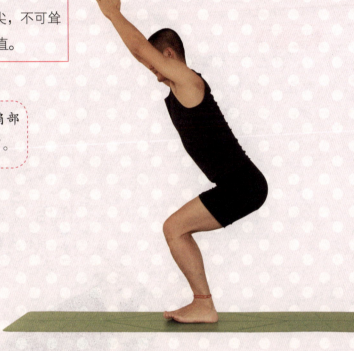

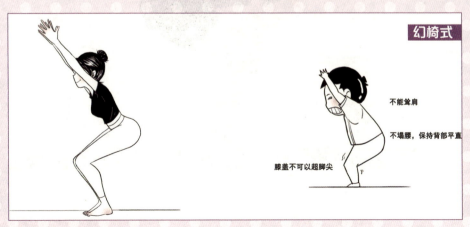

幻椅式

不能耸肩

不塌腰，保持背部平直

膝盖不可以超脚尖

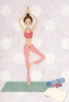

瑜伽 从新手到高手

扭转幻椅式

　　幻椅式准备，呼气双手胸前合十，吸气右侧身体向上翻转，左侧肘关节放于右膝外侧，眼睛看向右侧，保持5个呼吸，呼气身体还原正中，吸气左侧身体向上翻转，右侧肘关节放于左膝外侧，眼睛看向左侧，保持5个呼吸，呼气身体还原正中，吸气双膝伸直，呼气双手向下还原。

注　意
　　膝盖不可超脚尖，身体扭转的时候双膝保持并拢，不可前后错开，不能弓背。

作用 加强腿部力量和脊柱扭转的灵活性。

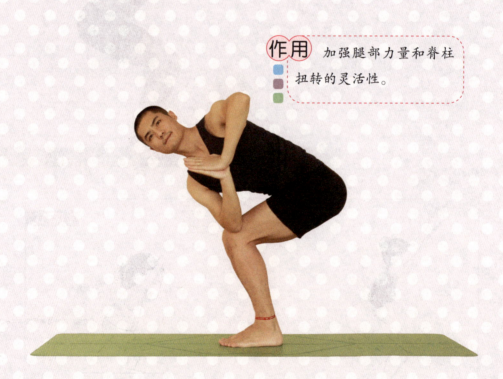

第6章 站姿体式

战士一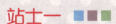

　　山式站立，双手虎口卡住髋部，左脚向后撤出一大步，大概自己腿长的距离，左脚内扣45度脚掌踩地，骨盆摆正，吸气双手由体侧向上举过头顶合十，呼气屈右膝直到大腿平行地面，眼睛看向前方，保持5个呼吸，呼气双手向下虎口卡住髋部，吸气左脚向前收回，反侧练习。

注 意

　　后面脚外侧压实垫子，整个脚掌均匀受力，避免踝关节内扣有压力，前面的膝盖不可以内扣或外翻。骨盆要摆正，不能塌腰、耸肩，肩部僵硬的话可以双手分开与肩同宽。

作用

加强腿部、臀部力量，缓解坐骨神经痛。

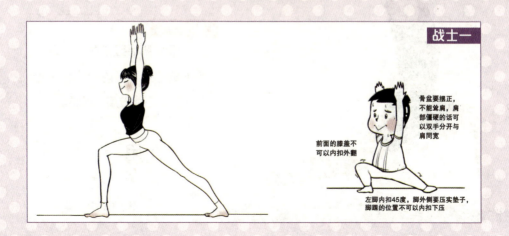

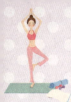

瑜伽 从新手到高手

起跑式 ■■■

下犬式准备（详见53页），吸气右脚向前跨于双手之间，大腿平行地面，指尖点地放于右脚两侧，保持5个呼吸，吸气双手压实垫子，右脚向后还原到下犬式，反侧练习。

注 意
后面脚后跟指向正上方，前面的膝盖不可内扣或外翻。骨盆摆正，背部保持平直。

作用 加强腿部力量，使脊柱更好地延展。

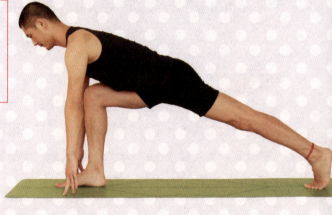

高位起跑式 ■■■

下犬式准备，吸气右脚跨双手之间，身体向上同时双手向上举过头顶，双手与肩同宽，大腿平行地面，保持5个呼吸，呼气身体向下双手压住垫子，吸气右脚向后到下犬式，反侧练习。

注 意
后面脚后跟指向正上方，前面的膝盖不可内扣外翻。骨盆摆正，不能耸肩、塌腰。

作用 加强腿部力量，核心和脚踝的稳定性。

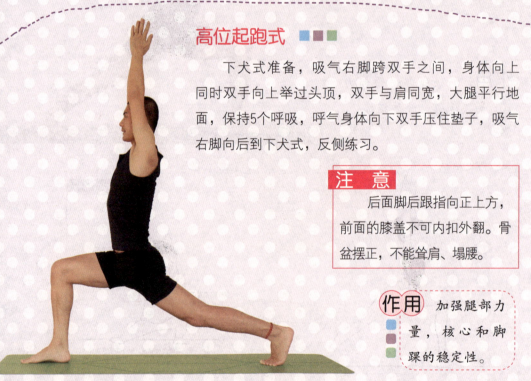

第6章 站姿体式

站角式

　　山式站立于垫子中间,双手虎口卡与髋部两侧,双脚向两边打开,大概自己腿长的距离,双脚稍微内扣,吸气向上延伸脊柱,呼气屈髋身体向下折叠,将双手放于双脚之间的垫子上,双手与肩同宽,头顶轻轻点地,保持1分钟左右,吸气,身体向上起一半,双手指尖点地,让血液回流到体内,保持5个呼吸,呼气双手虎口卡住髋部,吸气身体向上还原,双脚内外八字收回。

> **注　意**
> 　　高血压不可以练习。保持大腿后侧与地面垂直,膝盖有伤需微屈双膝。保持肩颈放松、背部平直。

作用 拉伸大腿后侧,促进头部血液循环,让大脑得到放松。

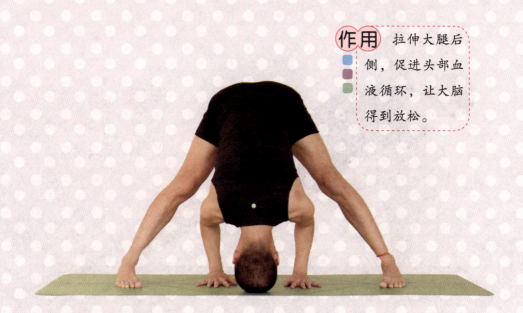

瑜伽 从新手到高手

侧角式

　　山式站立于垫子中间，双手虎口卡在髋部两侧，双脚向两边打开，大概自己腿长的距离，右脚向外打开90度，脚后跟正对左脚足弓，吸气手臂侧平举，掌心朝下，呼气屈右膝90度同时身体向下将右手放于右脚内侧，吸气转头眼睛看向左手，保持5个呼吸，吸气身体向上同时伸直右膝，双手侧平举，右脚向内还原，反侧练习。

注　意

　　前面膝盖不可超脚尖、不可内扣、外翻，髋部不能低于前面膝盖。后面的脚稍内扣，脚外侧需压实垫子。

作用 加强腿部力量、耐力，加强髋关节灵活性。

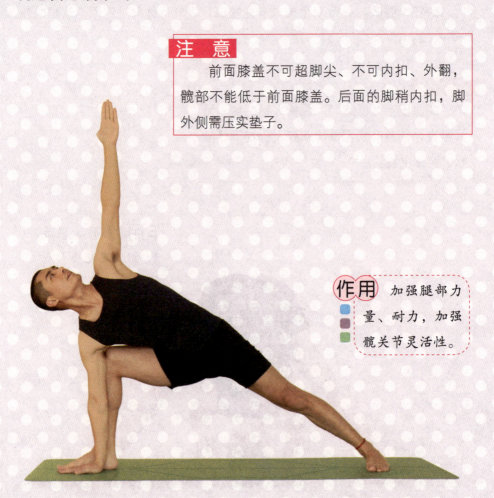

侧角扭转式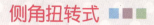

站立准备，双手虎口卡于髋部两侧，左脚向后撤出一大步内扣45度，大概腿长距离，左脚脚掌压实垫子，吸气双手侧平举，掌心朝下，呼气屈右膝90度，同时屈髋身体向下，将左肩后侧放于右膝外侧，左手放于右脚外侧，吸气右侧身体向上翻转，右手臂向前举过头顶，掌心朝下，转头看向前方或上方，保持5个呼吸，呼气翻转右侧身体向下，双手虎口卡于髋部两侧，吸气身体向上，呼气左脚向前收回，反侧练习。

注意

脊柱灵活度不够，可以将下面的手放于脚内侧。前侧膝盖不可内扣、外翻，不可弓背。

作用

加强腿部力量、脊柱灵活性，释放压力。

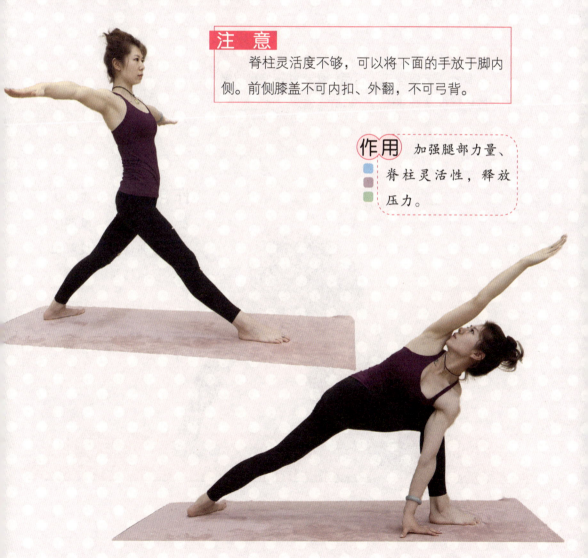

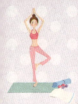

瑜伽 从新手到高手

加强侧伸展式 ■■■

　　山式站立，双手虎口卡于髋部，左脚向后撤出一大步，大概自己腿长的距离，左脚内扣45度踩实垫子，吸气双手从体前向上举过头顶，呼气屈髋身体向下，双手放于右脚两侧，身体前侧贴于右腿，保持5个呼吸，吸气双手带身体向上，呼气双手卡住髋部，吸气左脚向前收回，反侧练习。

> **注　意**
> 　　骨盆一定要摆正，腿后侧柔韧性不好可以微屈膝盖。保持背部伸展，不可弓背。

作用 拉伸大腿后侧和下背部，缓解下背部僵硬，缓解坐骨神经痛。

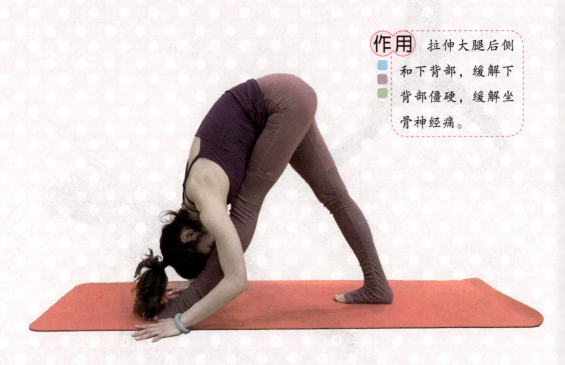

第6章 站姿体式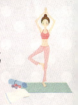

战士二 ■■■

山式站立于垫子中间，双手虎口卡于髋部两侧，双脚向两边打开，大概自己腿长的距离，右脚向外打开90度，脚后跟正对左脚足弓，吸气手臂侧平举，掌心朝下，呼气屈右膝90度大腿平行地面，吸气转头眼睛看向右手，保持5个呼吸，吸气身体向上同时伸直右膝，双手侧平举，右脚向内还原，反侧练习。

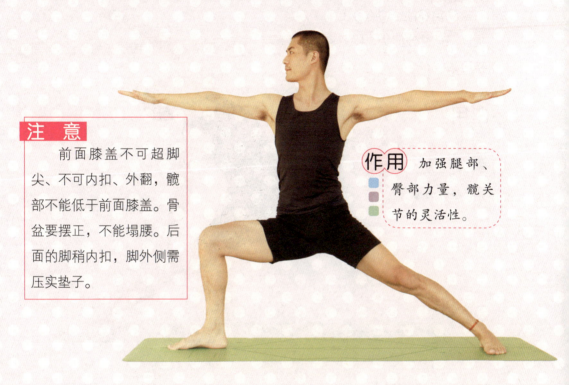

注 意 前面膝盖不可超脚尖、不可内扣、外翻，髋部不能低于前面膝盖。骨盆要摆正，不能塌腰。后面的脚稍内扣，脚外侧需压实垫子。

作用 加强腿部、臀部力量，髋关节的灵活性。

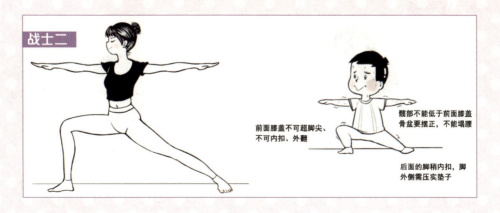

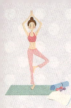

瑜伽 从新手到高手

反战士二

战士二准备,吸气右手向上同时脊柱向后伸展,左手向下虎口卡于左腿后侧,眼睛看向右手,保持5个呼吸,吸气向上还原到战士二,反侧练习。

注 意 稳定好骨盆,胸腔上提。不可过分仰头,以免挤压颈椎。

作用 身体侧面得到拉伸,加强脊柱向后的灵活度,加强臀部腿部的力量。

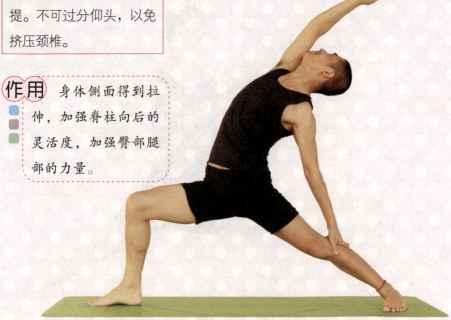

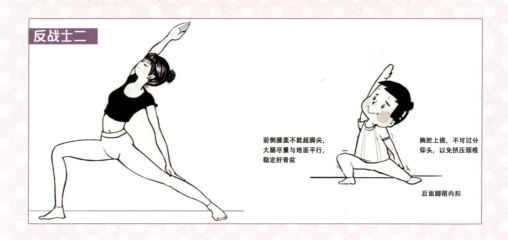

反战士二

前侧膝盖不能超脚尖,大腿尽量与地面平行,稳定好骨盆

胸腔上提,不可过分仰头,以免挤压颈椎

后面脚稍内扣

第6章　站姿体式

战士三

　　山式站立，吸气双手由体侧向上举过头顶合十，呼气上半身向下与地面平行，同时左腿向上与地面平行，左脚勾脚，脚趾指向地面，保持5个呼吸，吸气身体向上左腿向下双脚并拢，呼气双手向下还原，反侧练习。

注　意

　　不能耸肩，肩部僵硬可将双手分开与肩同宽。骨盆要平行地面，不可翻髋。主力腿有压力可以微屈膝盖，腹部内收，不能塌腰，保持背部平直。

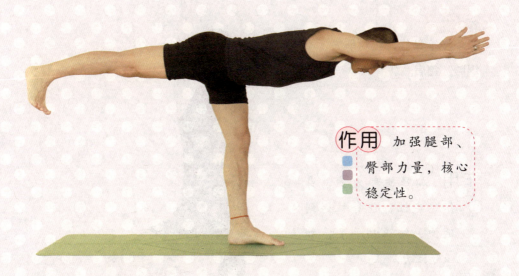

作用：加强腿部、臀部力量，核心稳定性。

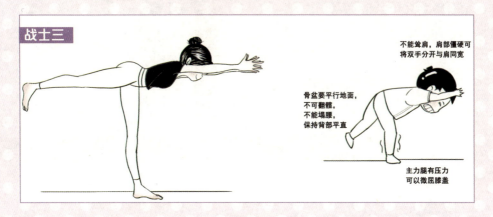

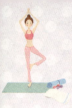

瑜伽 从新手到高手

树式 ■■■

山式站立，屈右膝，右侧髋关节外展，膝盖指向右侧，右手辅助将右脚掌贴于左大腿内侧，脚后跟尽量向上贴于会阴的位置，吸气双手由体侧向上举过头顶合十，眼睛平视前方，保持5个呼吸，呼气双手向下同时伸直右腿还原，反侧练习。

注 意

稳定骨盆，正对前方，不能塌腰、耸肩。

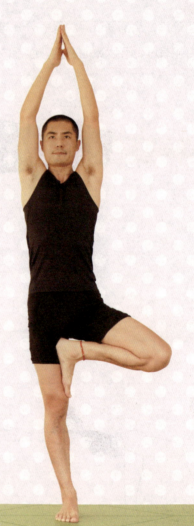

作用 加强腿部力量，身体稳定性，使脊柱得到延伸，矫正扁平足，加强专注力。

第6章 站姿体式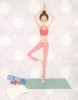

半月式 ■ ■ ■

　　侧角式准备（详见22页），呼气左手卡住髋部右手放于右脚外侧的前方，吸气伸直右腿同时左腿向上抬起，左脚勾脚指向身体前方，左手臂向上伸直，眼睛看向左手或前方，保持5个呼吸，呼气屈右膝，左脚向下还原到侧角式，吸气伸直右腿身体向上，反侧练习。

> **注　意**
> 　　主力腿垂直地面，下面的手指尖轻轻点地，从侧面看身体需保持在一个平面。

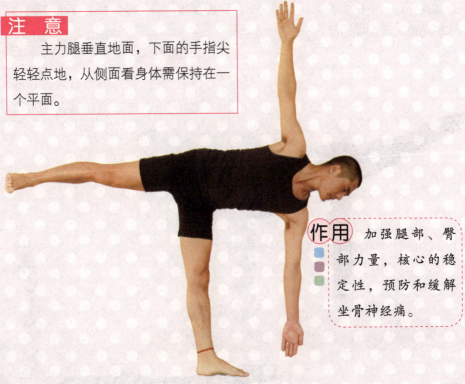

> **作用** 加强腿部、臀部力量，核心的稳定性，预防和缓解坐骨神经痛。

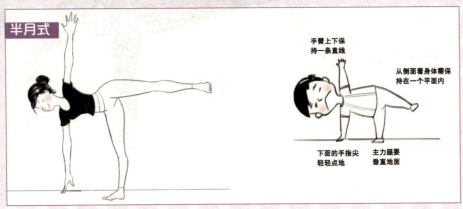

瑜伽 从新手到高手

半月扭转式 ■■■

站立准备,吸气双手从体侧向上举过头顶,呼气上半身向下与地面保持平行,双手指尖点地,手臂与地面保持垂直,吸气右腿向上抬起与地面保持平行,脚尖指向地面,呼气将右手调整到垫子中间位置,吸气左侧身体向上翻转,同时左手臂向上伸直,手臂上下保持一条直线,保持5个呼吸,呼气翻转身体向下,双手指尖点地,右腿向下,双脚并拢,吸气身体向上,呼气手臂从体侧还原,反侧练习。

注 意

保持主力腿垂直地面,膝盖有压力可以微屈膝盖,不可弓背、翻髋。

作用 加强腿部力量、臀部力量、核心稳定性以及脊柱扭转的灵活度。

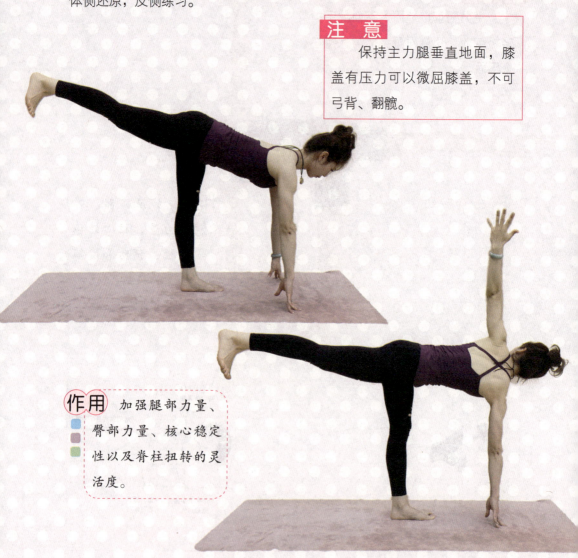

第6章 站姿体式

三角式

　　山式站立于垫子中间，双手虎口卡于髋部两侧，双脚向两边打开，大概自己腿长的距离，右脚向外打开90度，脚后跟正对左脚足弓，吸气手臂侧平举，掌心朝下，呼气屈右髋身体向下，右手指尖点地放于右脚内侧，吸气转头眼睛看向左手，保持5个呼吸，吸气身体向上右脚向内还原，反侧练习。

注 意

　　膝盖有压力需微屈前侧膝盖。上半身不可以前倾，保持脊柱纵向伸展，不可弯腰，手臂上下保持一条直线。从侧面看身体保持在一个平面内。

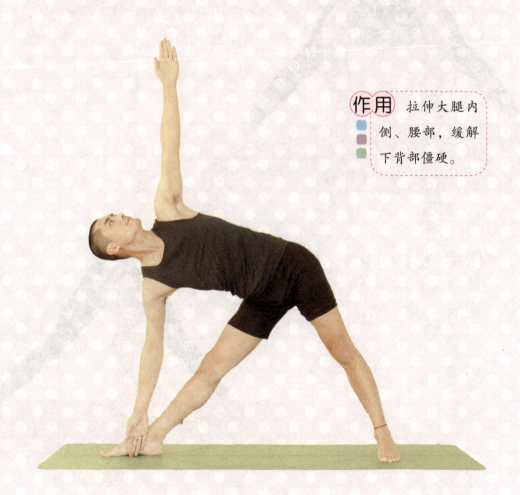

作用：拉伸大腿内侧、腰部，缓解下背部僵硬。

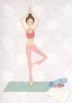

瑜伽 **从新手到高手**

三角扭转式

站立于垫子中间，双脚向两边打开，分开距离与腿长一样，双手虎口卡于髋部，吸气向上延伸脊柱，呼气身体向下与地面保持平行，双手指尖点地，手臂垂直地面，吸气右侧身体向上翻转，同时右手臂向上伸直，指尖指向正上方，眼睛看向右手或前方，保持5个呼吸，呼气右侧身体向下翻转，右手点地，反侧练习之后，双手虎口卡于髋部，吸气上半身向上立直，呼气双脚内外八字收回。

注意

保持过程中大腿后侧始终在一个平面内，重心不可向前或向后。膝盖有压力可以微屈双膝，不可弓背，保持脊柱纵向伸展。

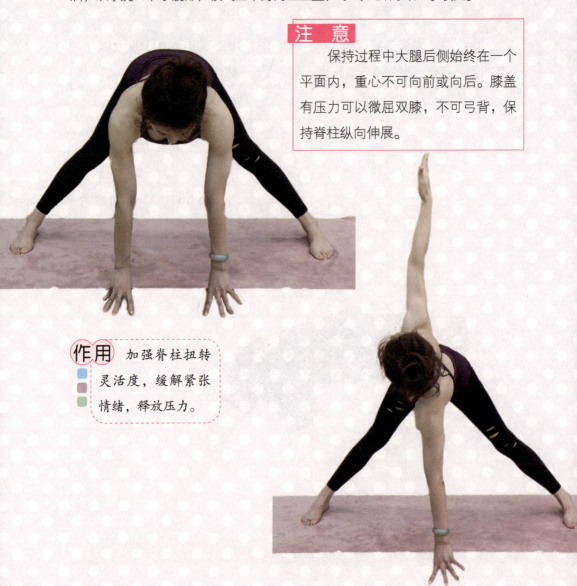

作用 加强脊柱扭转灵活度，缓解紧张情绪，释放压力。

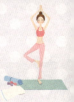

第6章 站姿体式

扭转三角式

　　山式站立，双手虎口卡于髋部，左脚向后撤出一大步，大概自己腿长的距离，左脚内扣45度踩实垫子，吸气左手从体前向上举过头顶，呼气屈髋身体向下，左手放于右脚外侧指尖点地，上半身平行地面，吸气右侧身体向上翻转同时右手向上伸直，眼睛看前方或看右手，保持5个呼吸，呼气翻转右侧身体向下，双手放于右脚两侧，吸气双手带身体向上，呼气双手卡主髋部，吸气左脚向前收回，反侧练习。

注 意

　　如骨盆不能摆正，可以微屈前侧膝盖或把后侧脚后跟抬起指向正上方。不能弓背，保持脊柱纵向伸展，如脊柱扭转的灵活度不够，可将上面的手卡住髋部。

作用

拉伸腿部后侧，加强脊柱扭转的灵活性，缓解下背部的僵硬。

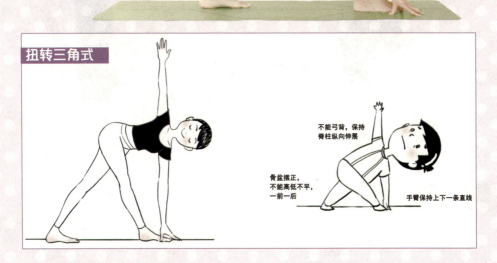

扭转三角式

不能弓背，保持脊柱纵向伸展

骨盆摆正，不能高低不平，一前一后

手臂保持上下一条直线

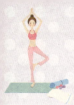

瑜伽 从新手到高手

手拉脚单腿站立ABC

　　山式站立，双手虎口卡于髋部，屈右膝，右手前三指抓住右脚大脚趾，A吸气将右腿伸直向上，呼气将右脚向上提拉，保持5个呼吸。B吸气，右腿向旁边打开，眼睛看对侧或前侧，保持5个呼吸。C吸气右腿向前还原，眼睛看前方，呼气右手虎口卡住髋部，右腿保持不动，保持5个呼吸，呼气右腿向下还原，反侧练习。

注　意

　　A步骤，保持的时候不可以耸肩、弓背，腿部后侧柔韧性差可以屈膝，手抱膝盖前侧。B步骤，腿向旁边打开的时候保持骨盆不动，不能转动骨盆和同侧的髋部上提，腿部后侧柔韧性差得话可以屈膝，手抱膝盖前侧。C步骤，骨盆摆正，腿部高度控制不住可以适当放低或屈膝。

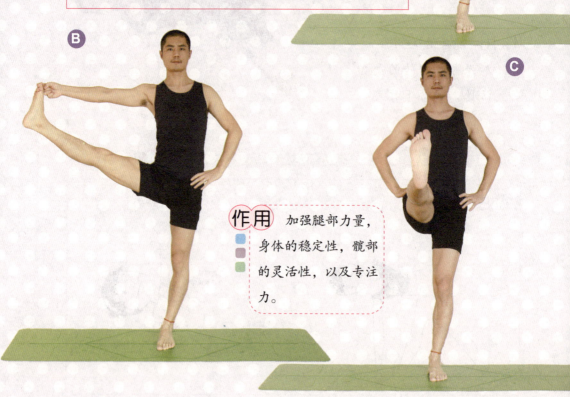

作用 加强腿部力量，身体的稳定性，髋部的灵活性，以及专注力。

第6章 站姿体式

鸟王式

　　山式站立，双手虎口卡住髋部，将右大腿后侧放于左大腿前侧，然后右脚缠绕左小腿后侧，右手臂在上、大臂位置上下相交，然后屈肘左手缠绕右手臂前侧，呼气屈膝尽量大腿平行地面，保持5个呼吸，吸气身体向上，呼气手臂打开双腿打开还原山式，反侧练习。

注 意

　　脚不能缠绕小腿后侧，可将脚放于另外一个脚旁边。骨盆摆正，不能耸肩、弓背。如果前臂不能缠绕的话，可将手背相对保持。

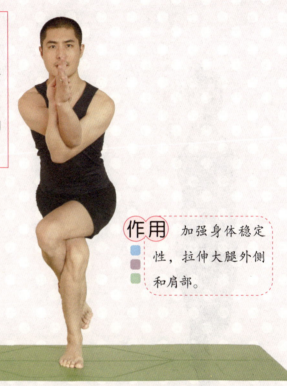

作用 加强身体稳定性，拉伸大腿外侧和肩部。

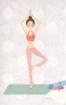

瑜伽 从新手到高手

拉弓式 ■■■

站立准备，屈右膝右手抓住右脚脚背，吸气左手从体前向上举过头顶，呼气上半身向下同时右手将右脚向上提拉，让身体后侧形成弓的形状，保持5个呼吸，吸气上半身向上立直，双膝并拢，呼气左手臂向下还原，伸直右腿，反侧练习。

> **注　意**
> 将脚向上提拉的时候，稳定同侧髋部，不可翻髋。保持胸腔上提，不可挤压腰椎。

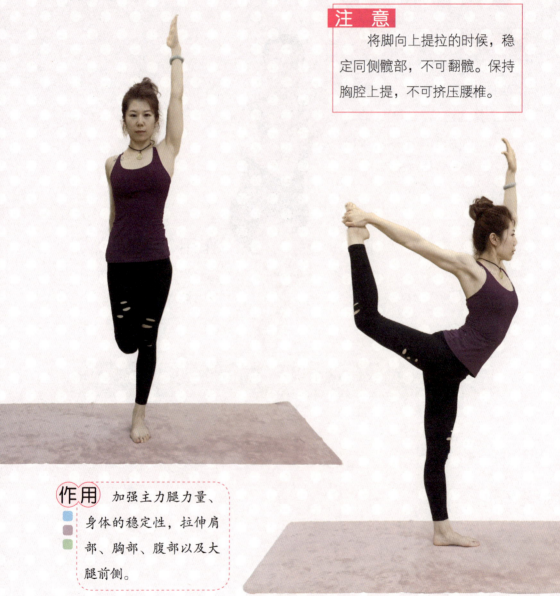

作用 加强主力腿力量、身体的稳定性，拉伸肩部、胸部、腹部以及大腿前侧。

第6章 站姿体式

站立分腿伸展式 ■■■

　　站立准备，吸气双手从体侧向上举过头顶，呼气上半身向下折叠，尽量将身体前侧贴于腿部前侧，将左手抓住左脚脚踝，右手放于右脚外侧，吸气右腿向上抬起，尽量将脚尖指向正上方，保持5个呼吸，呼气右腿向下还原，吸气双手带身体向上，呼气手臂由体侧向下还原，反侧练习。

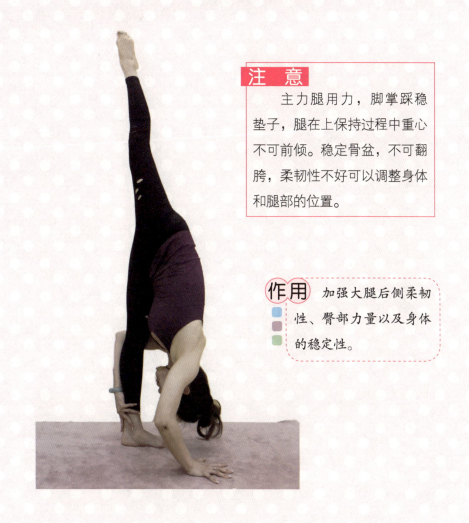

注　意
　　主力腿用力，脚掌踩稳垫子，腿在上保持过程中重心不可前倾。稳定骨盆，不可翻胯，柔韧性不好可以调整身体和腿部的位置。

作用 加强大腿后侧柔韧性、臀部力量以及身体的稳定性。

第7章
坐姿和跪立体式

简易脊柱扭转式 ■■■

坐立准备，屈右膝将右脚放于左膝外侧，左手放于右膝外侧，右手放于臀部后方，吸气脊柱向上伸展，呼气上半身向右后方扭转，保持5个呼吸，吸气身体向前还原，呼气伸直右腿还原坐立，反侧练习。

> **注 意**
>
> 下面的脚勾脚，屈膝的膝盖指向正上方，不能内扣。保持脊柱纵向伸展，不能弓背，双肩平行地面。

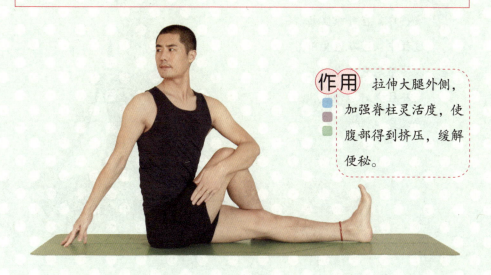

作用 拉伸大腿外侧，加强脊柱灵活度，使腹部得到挤压，缓解便秘。

瑜伽 从新手到高手

双莲花坐

坐立准备，屈右膝，右脚外侧放于左侧腹股沟位置，脚掌朝上，保持右大腿外侧贴于垫子，屈左膝，左脚外侧放于右侧腹股沟位置，脚掌朝上，保持左大腿外侧贴于垫子，双手掌心朝上放于双膝上，保持1分钟左右，呼气时依次将双腿向前伸直。

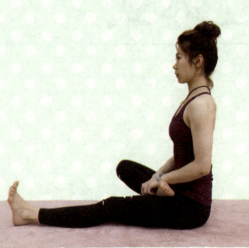

注 意　膝盖有伤不可练习。膝关节、髋关节外展灵活度不好可以先做单侧练习。

作用　促进上半身的血液循环，在呼吸冥想过程中双莲花盘坐可以使根基更稳定，能让脊柱更好地伸展，呼吸更加顺畅。

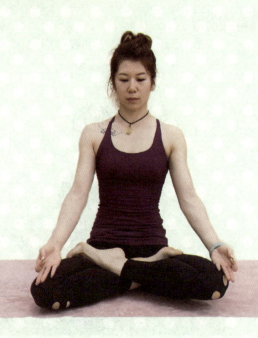

第7章 坐姿和跪立体式

束角式

坐立准备，屈双膝，双脚并拢，脚后跟尽量贴于臀部，呼气髋关节外展将双腿向外向下打开，脚掌相对，脚后跟尽量贴于会阴位置，大腿外侧尽量贴于垫子，双手抓住双脚外侧，吸气伸展脊柱，呼气，上半身向下折叠，将前额贴于垫子，保持1分钟左右，吸气，上半身向上，呼气，将双腿依次向前伸直。

注意　膝盖有伤不可练习。髋关节外展灵活度不好，上半身的幅度可以向上调整。

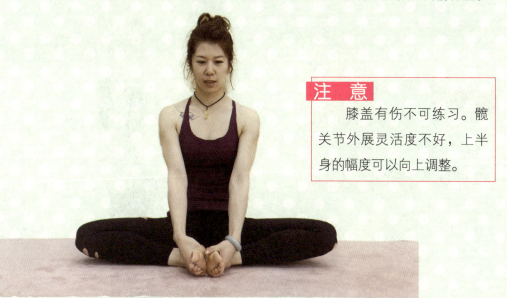

作用　缓解下背部疼痛、坐骨神经痛和紧张的情绪，能很好地改善失眠情况，加强髋关节的灵活度。

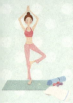

瑜伽 从新手到高手

坐立双腿背部伸展式

坐立准备，吸气双手由体侧向上举过头顶，呼气屈髋身体向下折叠，尽量贴于双腿前侧，双手抓住脚踝或者十指相扣抱住脚掌，保持1分钟，吸气双手带动身体向上，呼气手臂由体侧向下还原。

注 意

保持背部伸展，不可弓背。柔韧性差可将身体幅度向上调整或微屈双膝。

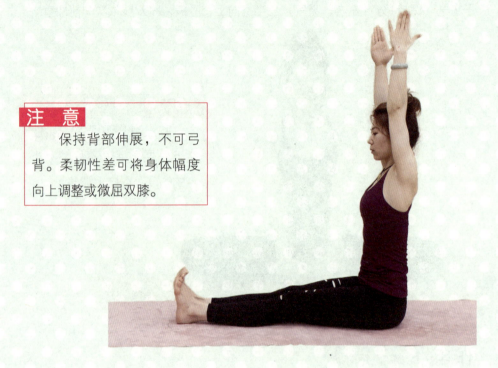

作 用 拉伸大腿后侧，缓解下背部僵硬。

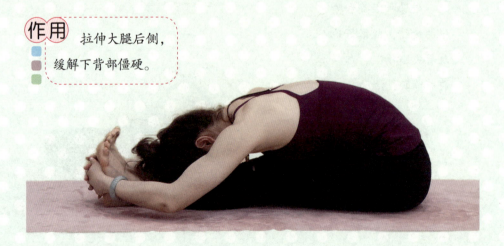

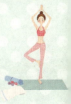

第7章 坐姿和跪立体式

坐立半莲花前屈背部伸展式

　　坐立准备，屈右膝右侧髋关节外展，将右脚外侧放于左侧腹股沟的位置，右腿外侧尽量贴于垫子，吸气，双手由体侧向上举过头顶，呼气屈髋身体向下折叠，双手抓住左脚脚踝或者十指相扣抱住脚掌，保持1分钟，吸气双手带动身体向上，呼气手臂由体侧向下还原，将右腿伸直向前，反侧练习。

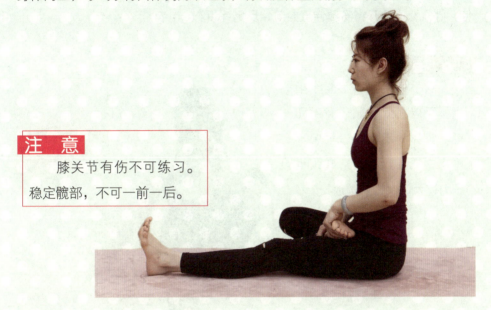

注　意
膝关节有伤不可练习。
稳定髋部，不可一前一后。

作用 拉伸大腿后侧、臀部以及大腿外侧，加强髋关节、膝关节灵活度，缓解下背部僵硬。

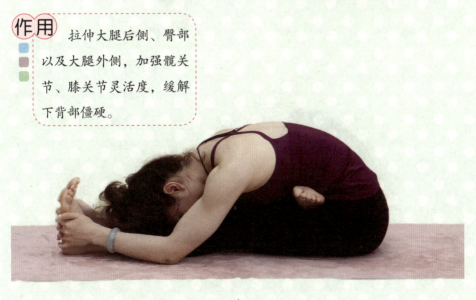

· 043 ·

瑜伽 从新手到高手

圣哲玛里琪 ■ ■ ■

　　坐立准备，屈右膝，脚后跟贴于臀部，膝盖指向上方，右脚内侧和左大腿内侧保持一个手掌距离，上半身前倾斜将右肩后侧放于右膝盖前侧，右肩内旋右手臂放于背后，掌心朝内，左肩内旋左手臂放于背后与右手十指相扣，左脚保持勾脚，吸气伸展背部，呼气上半身向下，保持5个呼吸，吸气身体向上延伸，呼气双手分开将右腿伸直向前，反侧练习。

> **注 意**
> 双手如果背后不能十指相扣可以将双手贴于背部即可。身体向下保持过程中不可用力低头，以免造成颈椎压力过大，保持肩颈放松。

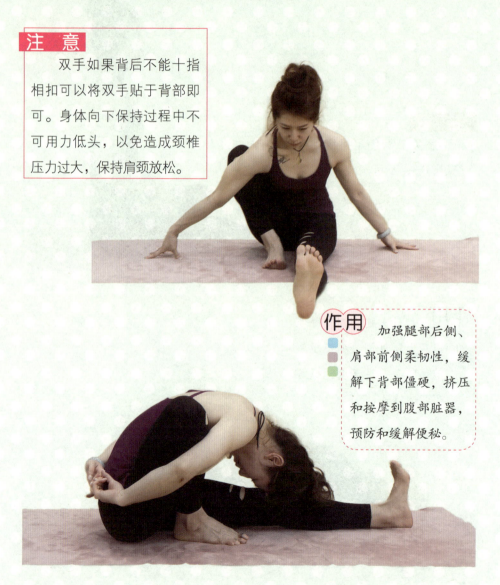

> **作用** 加强腿部后侧、肩部前侧柔韧性，缓解下背部僵硬，挤压和按摩到腹部脏器，预防和缓解便秘。

第7章 坐姿和跪立体式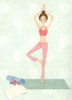

船式

坐立准备，屈双膝，双手前三指抓住双脚大脚趾，吸气伸直双腿，眼睛看向双脚，保持5~10个呼吸，呼气屈膝还原。

注 意

保持背部平直，不能弓背，头部不能前倾。

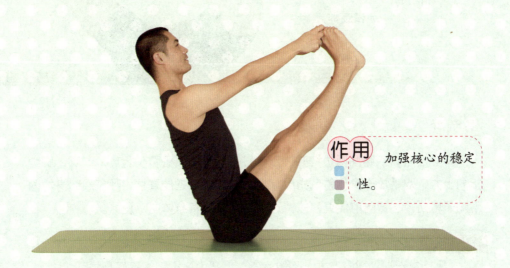

作用 加强核心的稳定性。

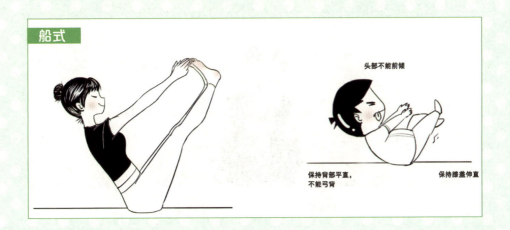

船式

· 045 ·

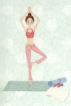

瑜伽 从新手到高手

半船式 ■■■

仰卧准备，双腿并拢伸直向上，呼气双腿向下与地面呈45度角，吸气双手带上半身向上抬起，眼睛看向双脚，保持30～60秒，呼气双腿身体向下还原。

注 意
颈椎不可用力，腰椎要始终压住垫子。

作 用
加强腹部力量。

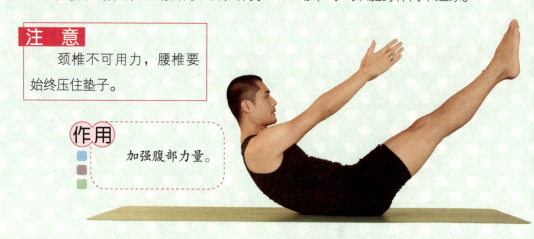

坐角式 ■■■

坐立准备，双腿向两边打开，双脚打开的距离大概腿长距离，勾脚，脚尖指向上方，双手放于身体前侧指尖点地，吸气向上延伸脊柱，呼气屈髋身体向下贴于地面，手臂向前伸直，保持10个呼吸，吸气身体向上还原。

注 意
保持勾脚脚尖指向上方，不能弓背。大腿内侧柔韧性不好身体可以向上调整，做到自己的极限就可，不可以上下晃动身体，以免拉伤肌肉。

作 用 加强大腿内侧的柔韧性和髋关节外展的灵活度。

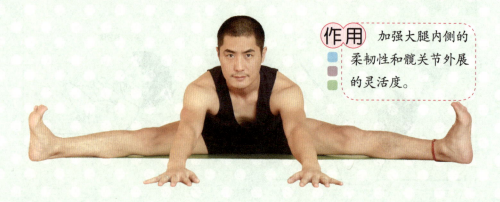

第7章 坐姿和跪立体式

半鱼王式

坐立准备，屈右膝将右脚放于左膝外侧，屈左膝将左脚放于右侧臀部的位置，左手放于右膝外侧，右手放于臀部后方，吸气脊柱向上伸展，呼气上半身向右后方扭转，保持5个呼吸，吸气身体向前还原，呼气依次伸直左腿、右腿还原坐立，反侧练习。

注 意

保持脊柱纵向伸展，不能弓背，双肩平行地面。

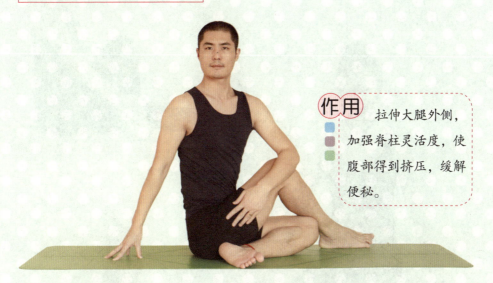

作用 拉伸大腿外侧，加强脊柱灵活度，使腹部得到挤压，缓解便秘。

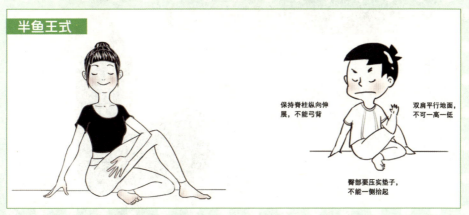

半鱼王式

保持脊柱纵向伸展，不能弓背

双肩平行地面，不可一高一低

臀部要压实垫子，不能一侧抬起

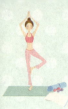

瑜伽 从新手到高手

牛面式

坐立准备，屈右膝将右脚放于左膝外侧，屈左膝将左脚放于右侧臀部外侧，调整右脚放于左侧臀部外侧，将右膝调整到左膝上方位置，双手放于身体两侧，吸气左手臂从体侧向上举过头顶，呼气屈肘双手在背后十指相扣，保持5个呼吸，呼气双手分开向下还原，双腿向前伸直，反侧练习。

注　意

膝盖有伤、严重肩颈伤痛者不可练习。两侧臀部保持压实垫子，不可将一侧臀部抬起，造成腰椎有压力。

作用 拉伸大臂后侧、肩部、臀部以及大腿外侧，加强肩关节的灵活度，强化膝关节。

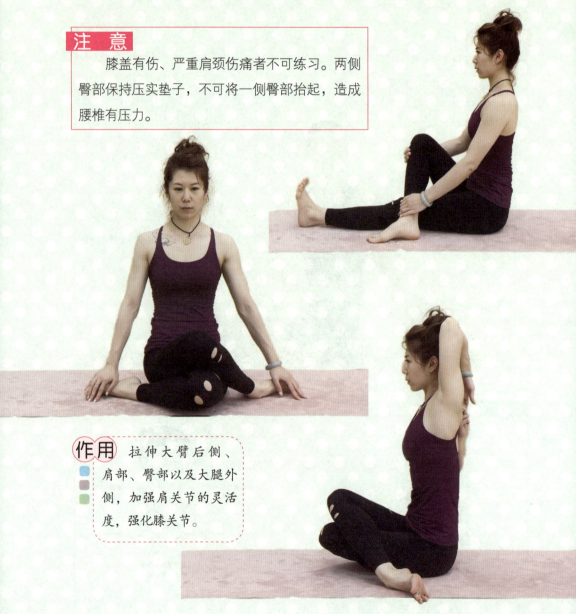

第7章　坐姿和跪立体式

龟式

坐立准备，双脚分开大概两倍肩宽距离，屈双膝，膝盖向上抬起脚后跟撑地，呼气上半身向下，依次将双手从同侧膝盖下方穿过，手臂伸直，掌心朝下，身体前侧贴于垫子，然后将双腿伸直，勾脚，保持1分钟，屈双膝，膝盖向上抬起脚后跟撑地，吸气依次将双手还原到双膝内侧，身体向上，呼气双腿并拢。

注　意

大腿后侧、肩部有伤不可练习。保持背部平直，双脚勾脚，脚尖指向正上方。

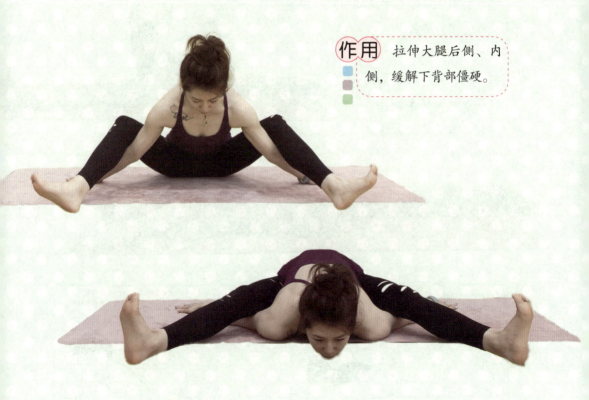

作用：拉伸大腿后侧、内侧，缓解下背部僵硬。

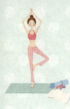

瑜伽 从新手到高手

神猴式

下犬式准备（详见53页），吸气右脚向前跨双手中间，呼气屈左膝贴于垫子，吸气右脚向前滑动，伸直右腿，双手放于髋部两侧，吸气向上延伸脊柱，呼气身体前屈向下贴于右腿，手臂向前伸直，保持5个呼吸，吸气身体向上，呼气重心放在右侧，屈右膝向下，右小腿外侧贴于垫子，鸽子式（详见72页）的腿，双手压住垫子，左脚勾脚前脚掌压住垫子，吸气提髋向上右脚向后还原下犬式，反侧练习。

注意

大腿后侧、膝盖受伤不可练习。骨盆要摆正，不可一前一后，柔韧差不可强迫下压，以免拉伤肌肉。可以双手辅助将髋部位置抬高，或微屈前侧腿的膝盖。

作用

加强腿部后侧柔韧性和髋前侧的柔韧性，使髋关节更灵活，缓解坐骨神经痛。

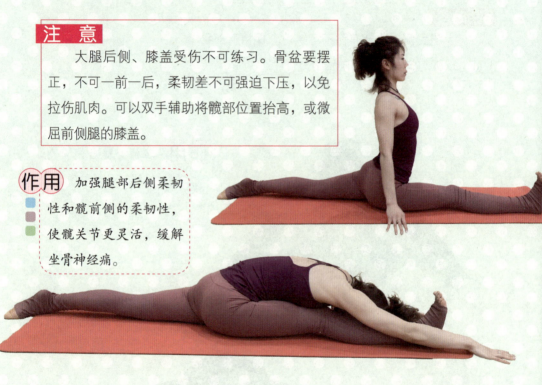

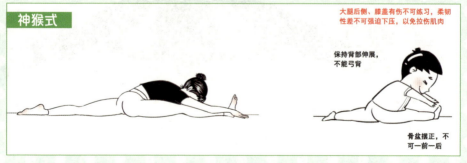

神猴式

大腿后侧、膝盖有伤不可练习，柔韧性差不可强迫下压，以免拉伤肌肉

保持背部伸展，不能弓背

骨盆摆正，不可一前一后

第7章　坐姿和跪立体式

骆驼式

跪立准备，双膝分开与肩同宽，脚背放平，双手虎口卡住髋部，吸气胸腔上提，双肩向后展开，肘关节向内，脊柱向后伸展，呼吸双手抓住双脚脚后跟，保持5个呼吸，吸气身体向上还原，双手卡住髋部。

> **注　意**
>
> 　　腰椎间盘突出不可练习。头部不可过分仰头，膝关节不舒服可以在膝盖下方垫上毛巾。脊柱灵活性不好、肩部比较僵硬的话，可以勾脚双手抓住脚后跟或者双手卡住髋部保持。

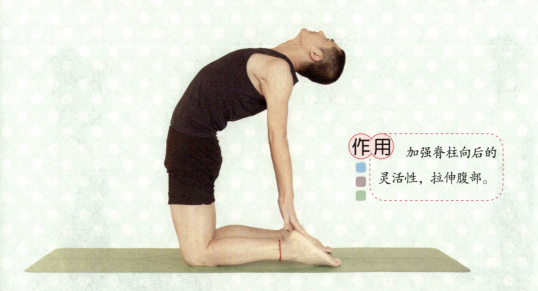

作用　加强脊柱向后的灵活性，拉伸腹部。

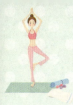

瑜伽 从新手到高手

卧英雄式 ■■■

跪立准备，臀部向上抬起，将双脚分开略比肩宽，然后将臀部向下贴于双脚之间的垫子上，呼气，双手辅助上半身向后向下躺于垫子上，双手向上举过头顶互抱对侧肘关节或双手放于身体两侧，掌心朝上，保持1分钟，吸气，肘关节撑地辅助上半身向上抬起，然后臀部向上抬起，双脚并拢，还原跪立坐姿。

注 意

膝盖有伤者不可练习。如果大腿前侧比较僵硬，保持过程中出现膝盖向上抬起时，可以将前臂压在垫子上，上半身向下幅度一半即可。必须保持小腿前侧压实垫子，保持膝盖并拢，不可塌腰。

作用

拉伸大腿前侧，可以缓解紧张情绪，使心情更舒畅。

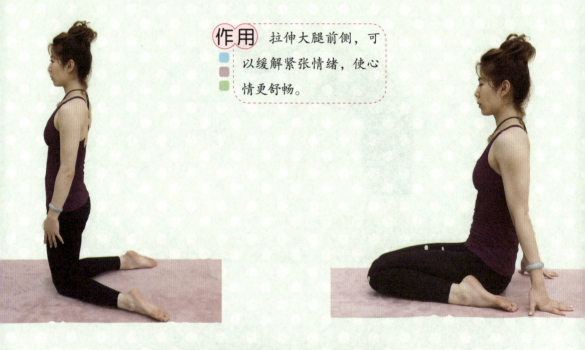

第8章 手臂支撑体式

下犬式

跪立于垫子中间，双手五指分开压住垫子前端，双手分开的距离与肩同宽，勾脚，双脚与髋同宽，吸气髋部上提伸直双膝，脚掌压实垫子，眼睛看向脚尖，保持5个呼吸。

注意

肘关节不能超伸，不能耸肩、压肩，保持背部平直，不能弓背塌腰。双脚平行，不能内扣和外翻，膝盖和脚尖指向正前方，不可以内扣。

作用 加强肩部力量，拉伸大腿后侧，缓解坐骨神经痛、头痛。

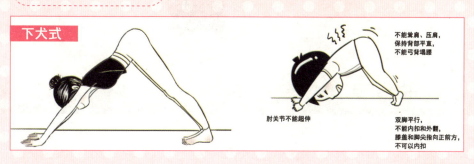

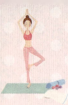

瑜伽 **从新手到高手**

猫伸展、猫弓背 ■ ■ ■

跪立准备，双手五指分开压住垫子前端，双手分开的距离与肩同宽，双膝与髋同宽，保持手臂和大腿与地面垂直，吸气，抬头脊柱一节一节向上伸展，呼气低头肚脐内收从腰椎开始一节一节向内弓背，反复做5组。

注 意
不能耸肩，猫伸展的时候把胸腔打开，不能把压力放在腰椎。

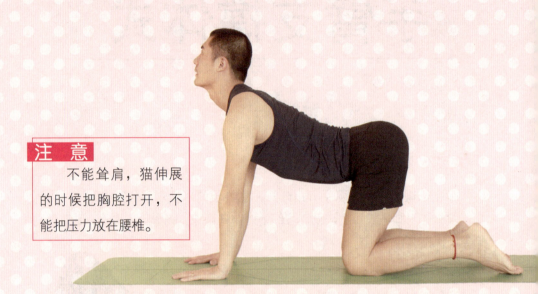

作用 加强脊柱灵活性，伸展腹部、背部、颈部。

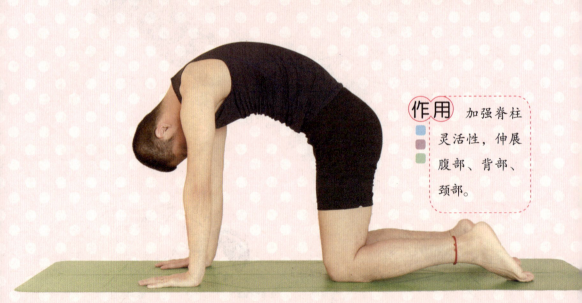

第8章 手臂支撑体式

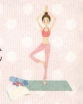

半下犬式

下犬式准备，吸气将右腿向上抬起，尽量让右腿和背部保持在一个平面，保持5个呼吸，呼气右腿向下还原，反侧练习。

注 意
不可压肩、翻髋、塌腰，以免造成肩关节、腰椎有压力。

作用 加强肩部、臀部力量，拉伸大腿后侧。

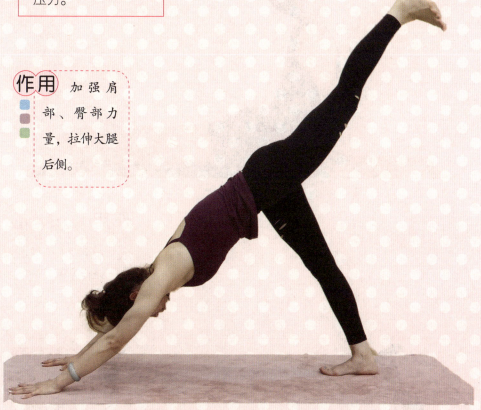

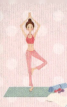

瑜伽 从新手到高手

上犬式

俯卧准备,双腿并拢,双手放于肋骨两侧,吸气伸直手臂,身体向上双肩向后展开、胸腔上提、大腿抬离地面,保持5个呼吸,呼气屈肘身体向下还原。

注 意 腰椎间盘突出不可练习。不能过分仰头、耸肩。

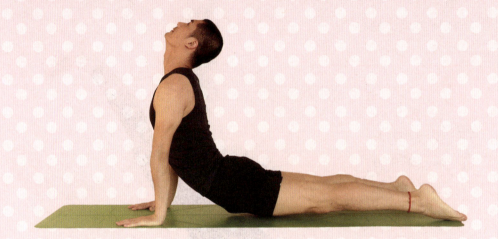

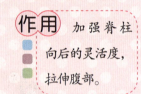

作用 加强脊柱向后的灵活度,拉伸腹部。

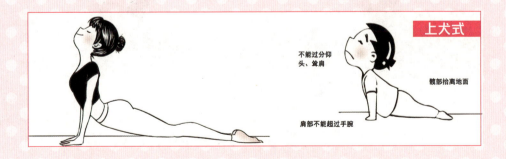

第8章 手臂支撑体式

鹤禅式

蹲立准备，双脚并拢，脚后跟向上抬起，双膝分开大于肩宽，手臂伸直向下双手压住垫子，将双膝内侧放于大臂上方，吸气，抬头重心向前将双脚向上抬起，保持大脚趾相触，保持5个呼吸，呼气重心向后还原。

> **注 意**
>
> 手腕有伤不可练习。肘关节保持平行，不能内扣外翻。不能低头，肩部用力上提。

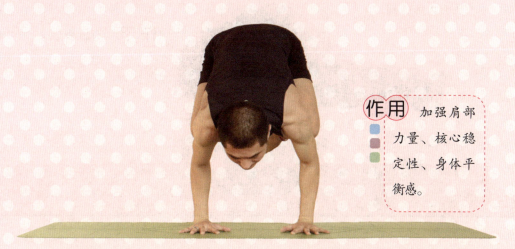

作用 加强肩部力量、核心稳定性、身体平衡感。

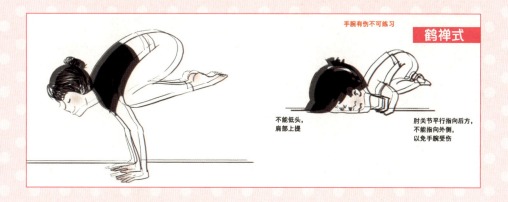

手腕有伤不可练习

鹤禅式

不能低头，肩部上提

肘关节平行指向后方，不能指向外侧，以免手腕受伤

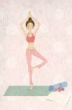

瑜伽 从新手到高手

圣哲康迪亚式 ■■■

　　坐立准备，屈双膝，双膝并拢，双脚踩实垫子，上半身向右侧扭转，双手放于右髋前方，双手与肩同宽手掌压实垫子，同时将右膝外侧放于左大臂上，吸气，屈肘肩部向前同时臀部上提将双脚抬离垫子，保持5个呼吸，呼气，臀部向下还原，反侧练习。

注　意

　　手腕有伤不可练习。肘关节保持平行，不能内扣或外翻。

作用 加强肩部力量、核心的稳定性、脊柱扭转的灵活性。

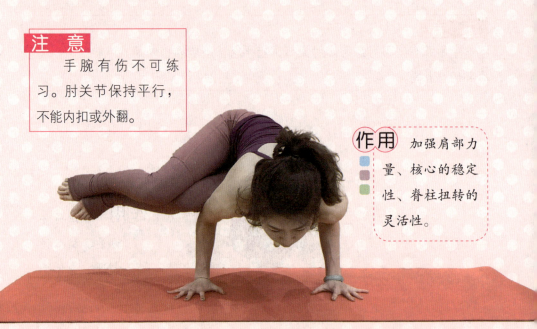

第8章 手臂支撑体式

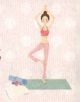

斜板式 ■■■

跪立准备，双手五指分开压住垫子前端，双手分开的距离与肩同宽，手臂与地面垂直，吸气，依次伸直双腿，双脚分开与肩同宽，前脚掌压实垫子，脚后跟指向正上方，身体保持一个斜板，保持30~60秒。

注 意
肩部不能超过手腕。不能低头、塌腰、弓背，保持整个背部是一个平面。

作用 加强肩部、胸部以及腹部力量。

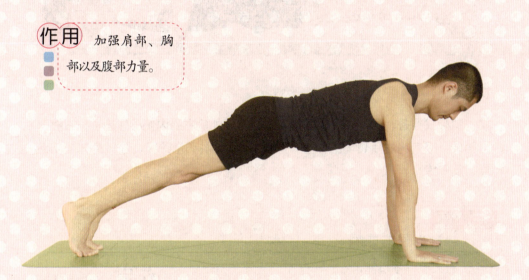

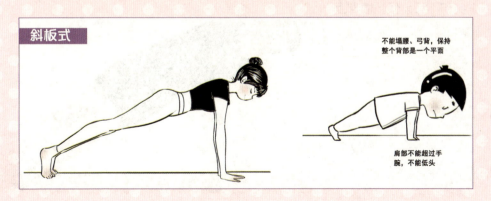

斜板式

不能塌腰、弓背，保持整个背部是一个平面

肩部不能超过手腕，不能低头

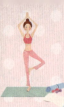

瑜伽 从新手到高手

四柱式 ■■■

斜板式准备，吸气屈肘身体向下与地面保持大概两个手指的厚度，保持5个呼吸，呼气时俯卧放松。

注　意
不能耸肩，肩胛骨不能内扣，不可塌腰。

作用 加强肩部、胸部以及腹部力量。

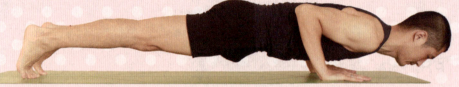

侧板式 ■■■

斜板式准备，呼气脚后跟倒向左侧，左脚外侧右脚内侧压住垫子，右髋向上翻转，吸气将右手臂向上伸直，腹部内收，保持5个呼吸，呼气身体向下还原，反侧练习。

注　意
手腕有伤不可练习。肘关节不可超伸，头部不可前倾，髋部上提。

作用 加强手臂、核心力量。

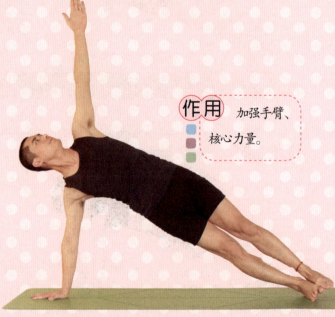

第8章 手臂支撑体式

加强侧板式

侧板式准备，屈右膝，右手前三指抓住右脚大脚趾，吸气将右脚向上提拉伸直膝盖，眼睛看右脚或前方，保持5个呼吸，呼气右手松开脚趾向下还原到斜板式，反侧练习。

注 意
手腕有伤不可练习。肘关节不可超伸，头部不可前倾，髋部上提。

作 用 加强手臂、核心力量，拉伸腿部，加强髋部的灵活性。

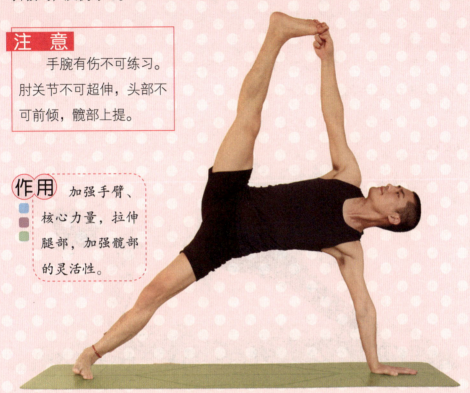

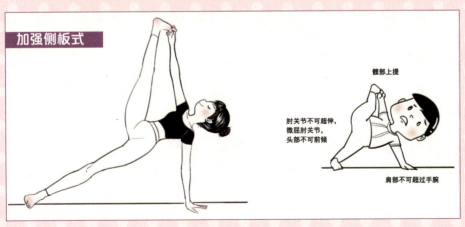

加强侧板式

髋部上提
肘关节不可超伸，微屈肘关节，头部不可前倾
肩部不可超过手腕

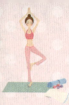

瑜伽 从新手到高手

反支撑斜板式

坐立准备,双腿并拢,伸直双腿绷脚,身体向后双手指尖朝前压于臀部后方,肩部向后展开胸腔上提,吸气臀部向上抬起,双脚脚掌向下压实垫子,眼睛看上方,保持5个呼吸,呼气臀部向下还原。

注 意

手腕不舒服可以将指尖指向两侧,不能过分仰头。臀部向上的时候不能推腹部向上,以免腰椎受伤。

作用

拉伸肩部、胸部,加强大腿后侧、臀部力量。

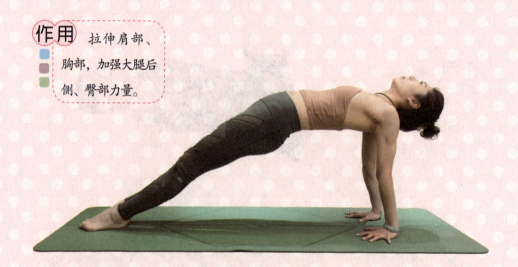

第9章
仰卧式

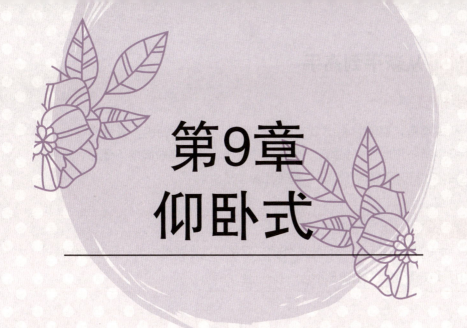

桥式 ■■■

仰卧准备，屈双膝，脚后跟贴于臀部，双脚与肩同宽，双脚平行，吸气将髋部向上抬起，双手在臀部下方十指相扣，胸腔上提，肩部打开，保持30~50秒，呼气，双手分开髋部向下还原。

注　意
膝盖不可内扣和外翻，臀部向上的时候不可推腰椎，以免腰椎受伤。

作用 加强臀部、大腿后侧力量，使肩部得到伸展。

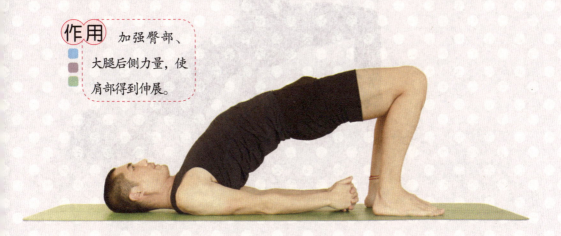

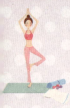

瑜伽 从新手到高手

单腿桥式

　　桥式准备，屈肘，将虎口卡于髋部两侧，大拇指朝内，吸气右腿向上伸直，脚尖指向正上方，保持5个呼吸，呼气屈右膝，将右脚向下还原，反侧练习之后，呼气时手臂向下伸直，臀部还原垫子上。

> **注　意**
> 　　肘关节保持平行，不可指向外侧。双手不可推腰椎位置，腿在上保持过程中，稳定骨盆，左右髋部不可一高一低。

作用　加强大腿后侧、臀部力量，舒展肩部。

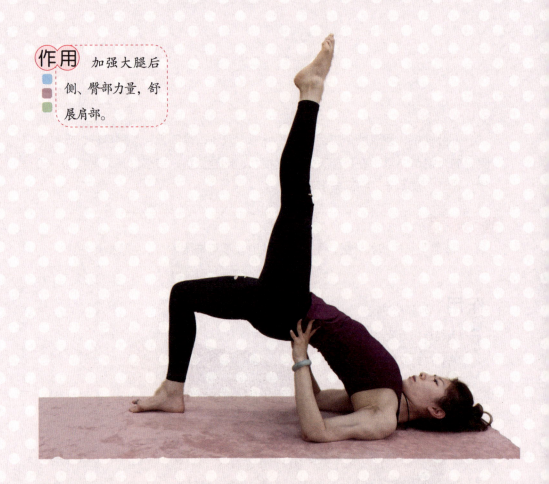

第9章 仰卧式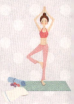

轮式 ■■■

桥式准备，双手放于肩部后方，手掌压地，指尖指向肩部，肘关节平行指向上方，吸气胸腔上提，手臂推直，保持5个呼吸，呼气收下颚屈肘后脑勺先着地，依次将脊柱向下还原。

注 意

手腕、肩部、腰椎有伤不可练习。保持双脚平行，不可向外。不可推腰椎向上，以免腰椎受伤。肘关节不可指向外侧。

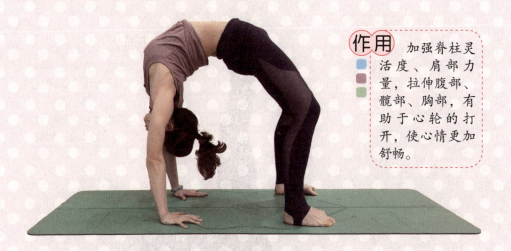

作用 加强脊柱灵活度、肩部力量，拉伸腹部、髋部、胸部，有助于心轮的打开，使心情更加舒畅。

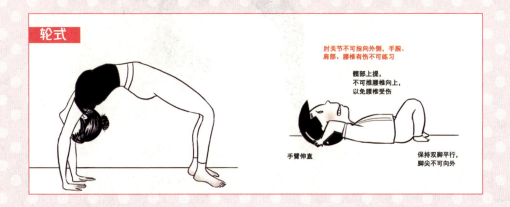

轮式

肘关节不可指向外侧，手腕、肩部、腰椎有伤不可练习
髋部上提，不可推腰椎向上，以免腰椎受伤
手臂伸直
保持双脚平行，脚尖不可向外

· 065 ·

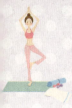

瑜伽 从新手到高手

单腿伸展轮式 ■■■

轮式准备,吸气屈右膝将右大腿向上抬起,然后伸直右腿,脚尖指向正上方,保持5个呼吸,呼气屈右膝将右脚向下还原,反侧练习。

> **注 意**
>
> 需有一定基础才可练习此动作。手腕、肩部、腰椎有伤不可练习,整个过程中不可推腰椎向上,以免腰椎受伤。肘关节不可指向外侧。单腿在上的时候要稳定腿部,保持脚尖指向正上方,不可以将腿部倒向两边。

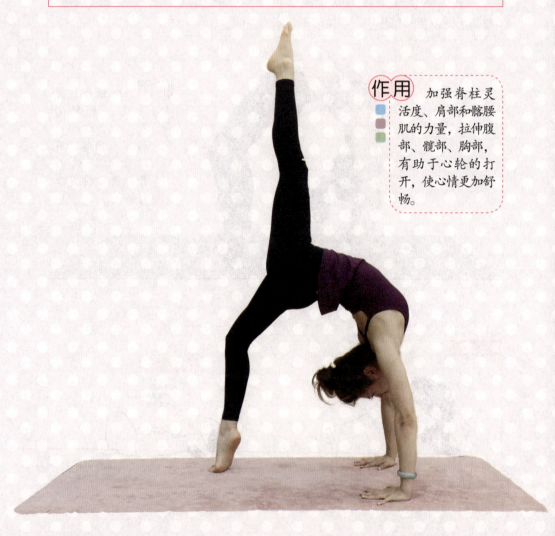

作用 加强脊柱灵活度、肩部和髂腰肌的力量,拉伸腹部、髋部、胸部,有助于心轮的打开,使心情更加舒畅。

第9章 仰卧式

仰卧束角式

仰卧准备，屈双膝，双脚并拢，脚后跟尽量贴于臀部，呼气髋关节外展将双腿向外向下打开，脚掌相对，脚后跟尽量贴于会阴位置，大腿外侧尽量贴于垫子，双手放于身体两侧，掌心朝上，保持2分钟左右，吸气双膝并拢，呼气将双腿向下伸直。

> **注 意**
> 保持腰椎贴于垫子，不可向上弓起来，以免腰椎有压力。大腿外侧离地面比较高的话，可以将双脚位置向下调整。

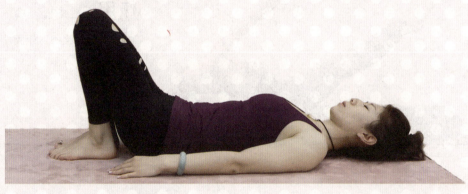

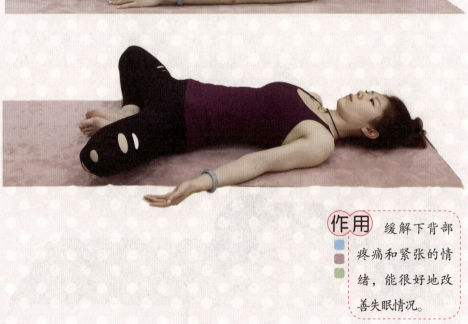

作用 缓解下背部疼痛和紧张的情绪，能很好地改善失眠情况。

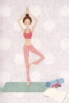

瑜伽 **从新手到高手**

鱼式

仰卧准备，肘关节用力将上半身向上抬起，呼气肩部展开、胸腔上提、头部向下头顶点地，吸气双腿向上抬起与地面保持45度，然后将双手合十指向脚的方向，保持5个呼吸，呼气双手向下肘关节撑地，双腿向下还原，吸气抬头向上，呼气身体向下还原。

注　意
头顶需轻轻点地，不可有压力。双腿向上的时候下腹部用力，不可让腰椎有压力。

作用
让颈椎、胸椎得到放松，加强下腹部力量。

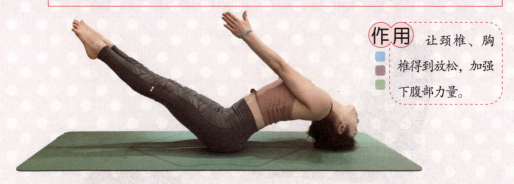

仰卧扭转式

仰卧准备，屈双膝大腿前侧尽量贴于腹部，手臂向两侧打开，掌心朝上，呼气双腿倒向右侧，眼睛看向左手，保持5个呼吸，吸气双腿向上还原，头部转正，呼气反侧练习。

注　意
双腿如果不能并拢，可将手压于膝盖外侧，大腿尽量贴靠腹部，双肩后侧压于垫子。

作用
放松腰部，按摩腹部脏器，缓解压力。

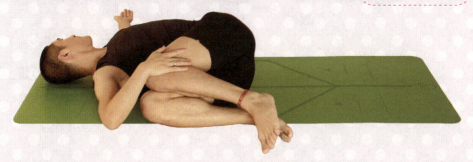

第9章　仰卧式

仰卧手抓脚单腿伸展式 ■ ■ ■

仰卧准备，双腿并拢、勾脚，左手掌心朝下压住左髋前侧，屈右膝右手前三指抓住右脚大脚趾，吸气将右腿伸直，呼气上背部向上抬起，前额贴于右腿前侧，保持5个呼吸。吸气上半身向下还原，呼气将右腿向右边打开，腿外侧贴于地面，眼睛看向左侧，同时左手用力压住左髋，左髋不可向上翻动，保持5个呼吸。吸气将右腿向上，头部还原正中，呼气右手前三指松开大脚趾，右腿、右手臂向下还原，反侧练习。

注　意
前额贴右腿前侧时腹部用力，尽量让上背部抬高，不可让颈椎有压力。腿向旁边打开时，要稳定好骨盆，不可一高一低。

作用 拉伸大腿后侧、内侧，加强腹部力量、髋关节灵活度。

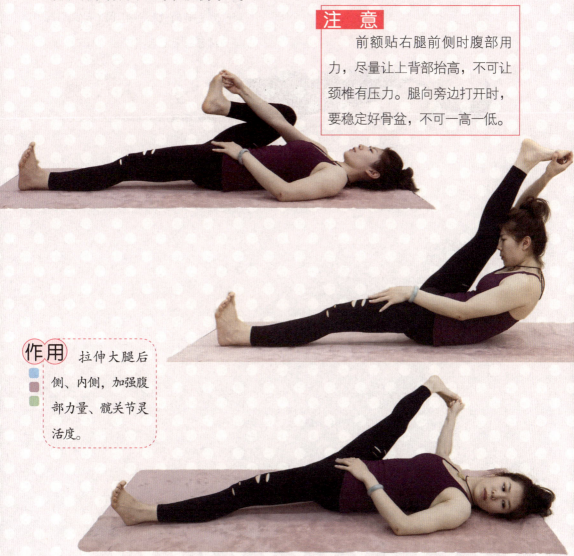

瑜伽 从新手到高手

挺尸式 ■■■

　　仰卧准备，双脚分开略比肩宽，脚趾尖朝外，骨盆稍微向下转动，腰椎尽量贴于垫子，手臂向两边打开，掌心朝上，腋窝展开，闭上眼睛，从头到脚完全放松。

注　意
　　不能睡着，保持清醒的意识。

作用 恢复身体内在的能量，使头脑更清醒，让身体和心灵得到更好的放松，用于所有体式练习结束之后。

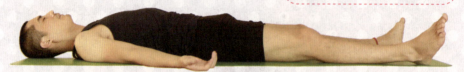

第10章
俯卧式

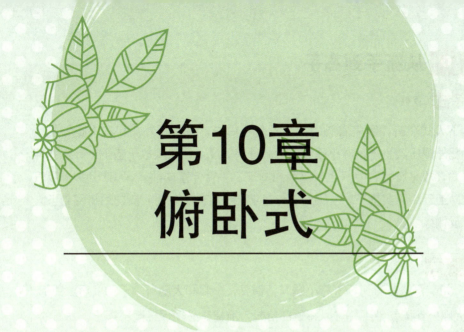

眼镜蛇式

俯卧准备，双腿并拢，双手放于肋骨两侧，吸气慢慢伸直手臂，身体向上双肩向后展开、胸腔上提，保持5个呼吸，呼气屈肘身体向下还原。

注　意

腰椎间盘突出不可练习。不能过分仰头、耸肩。

作用 加强脊柱向后的灵活度，拉伸腹部。

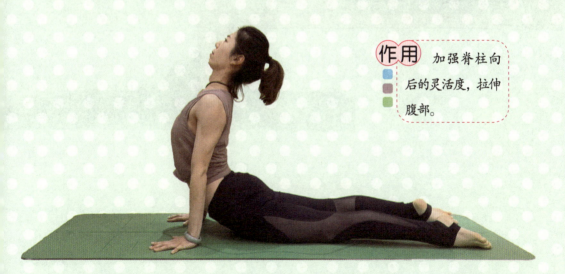

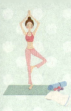

瑜伽 从新手到高手

鸽子式

下犬式准备，吸气右脚向前放于左手后方，将右脚外侧和右小腿外侧、右大腿外侧压实垫子，右小腿和右大腿保持90度。屈左膝放于垫子上，左腿伸直向后，放平脚背，呼气上半身前屈向下，手臂伸直向前，保持1分钟。吸气身体向上双手压实垫子，左脚勾脚伸直左腿提髋向上，将右脚向后撤回到下犬式，反侧练习。

注 意

如前侧膝盖有伤，可将小腿向下调整，小腿和大腿可小于90度角。臀部和大腿外侧柔韧性不好可以将臀部抬起，前提是必须保证髋部摆正，后面的腿前侧压实垫子，脚尖指向正后方。

作用 拉伸臀部和大腿外侧，预防和缓解坐骨神经痛。

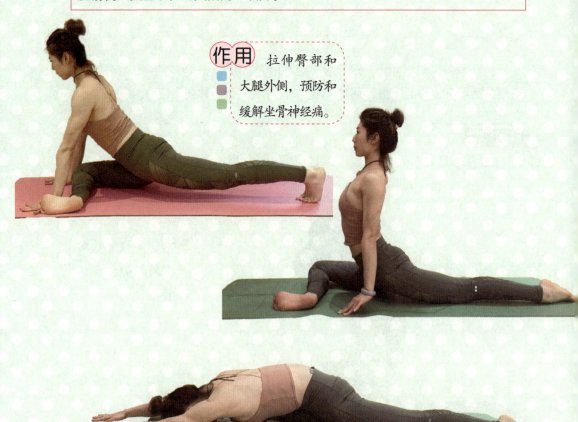

第10章 俯卧式

蝗虫式

俯卧准备，双手放于身体两侧，双腿并拢。吸气上半身、手臂、双腿同时向上抬起，掌心相对，保持40~60秒，呼吸身体向下还原。

注意
不可过分仰头，保持颈椎延展。肩部不可以内扣，肩部向后展开。

作用
加强背部、臀部、腿部后侧力量，缓解下背部疼痛，保护腰椎。

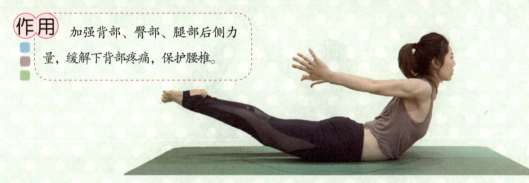

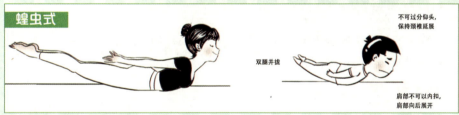

全蝗虫式

俯卧准备，手臂伸直掌心朝下放于髋部下方，大拇指朝外，双手小拇指相触。吸气双腿向上抬起，保持30~60秒，呼气双腿向下手臂向外还原。

注意
肩部放松，肘关节有伤不可练习，或将掌心朝上放于髋部下方练习。

作用
加强臀部、下背部力量。

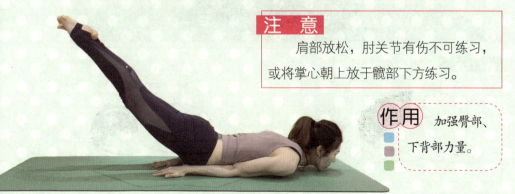

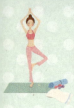

瑜伽 从新手到高手

弓式 ■■■

俯卧准备，屈双膝双手抓住双脚脚背，双膝分开与肩同宽，吸气双手双脚同时向上提拉，保持5个呼吸，呼气身体向下还原。

注意
腰椎间盘突出不可练习。双膝不可指向两侧，分开的距离不可大于肩宽。

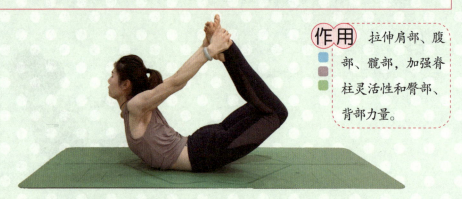

作用 拉伸肩部、腹部、髋部，加强脊柱灵活性和臀部、背部力量。

婴儿式 ■■■

跪立准备，臀部坐于脚后跟，身体前屈向下，额头点地，双手放于身体两侧掌心朝上，保持30~50秒。

注意
臀部如果坐不到脚后跟，可以将膝盖分开略比肩宽，大脚趾相触。

作用 放松脊柱，让下背部更好地放松，缓解疲劳、减轻压力。

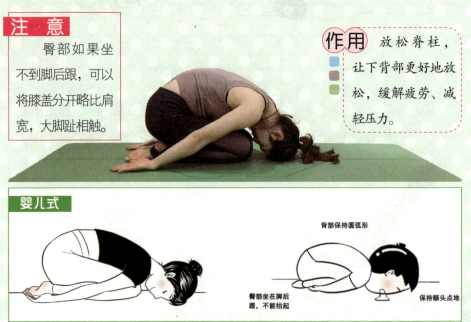

婴儿式
- 背部保持圆弧形
- 臀部坐在脚后跟，不能抬起
- 保持额头点地

第11章
倒立式

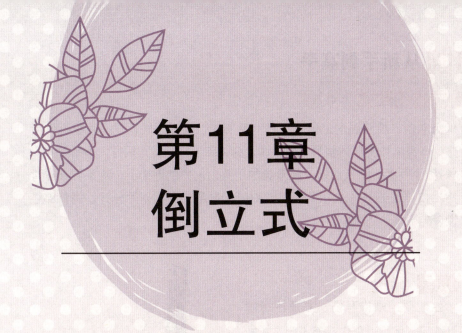

头手倒立

跪立准备，双手与肩同宽压住垫子，将头顶放于双手前方中间位置，头顶和双手呈一个等边三角形。吸气髋部上提伸直双膝，双脚依次向前走动，髋部提到肩部上方时，将双腿向上伸直，保持5个呼吸。呼气屈髋将双腿向下还原，屈膝到婴儿式放松。

注 意

生理期、颈椎有伤、高血压患者不可练习。肘关节不可内扣或外翻。保持过程中头顶不可有压力，不能塌腰，保持双腿并拢。

作用 加强大脑对身体的觉知，促进头部的血液循环，让大脑得到更好的放松。

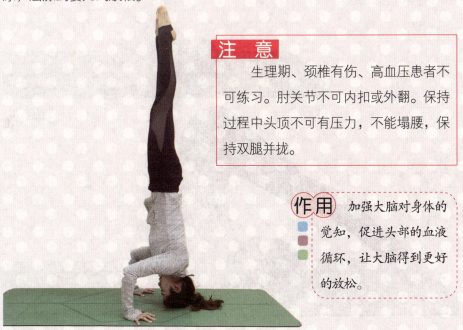

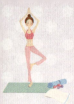

瑜伽 从新手到高手

肩倒立式和犁式

仰卧准备，将双腿向上伸直，吸气臀部向上双手护腰，双腿并拢脚尖指向上方，将身体和腿部调整为一个平面，肘关节平行指向正后方，眼睛看向双脚，保持5个呼吸。呼气屈髋，将双脚放于头顶前方的地面上，双手伸直在背后十指相扣，髋部上提，背部平直，保持5个呼吸，呼气双手分开，将背部弓起来慢慢向下滚动还原。

注意
生理期、颈椎有伤、高血压患者不可练习。保持过程中头部不能左右转动，以免伤到颈椎。

作用 拉伸颈部后侧的肌肉，促进颈部周围的血液循环。

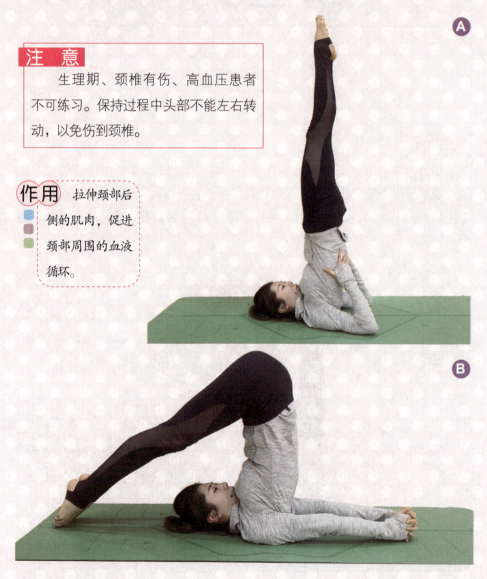

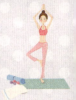

第11章 倒立式

双膝触耳犁式 ■ ■ ■

犁式准备，双手护腰，呼气屈双膝，将双膝分开放于头部两侧，保持大腿贴于身体前侧，小腿前侧贴于垫子，脚背放平，然后手臂在背后伸直，十指相扣，保持5个呼吸，呼气双手分开掌心朝下，辅助身体向下还原。

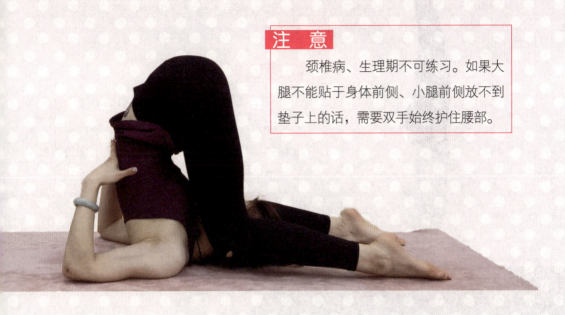

注 意

颈椎病、生理期不可练习。如果大腿不能贴于身体前侧、小腿前侧放不到垫子上的话，需要双手始终护住腰部。

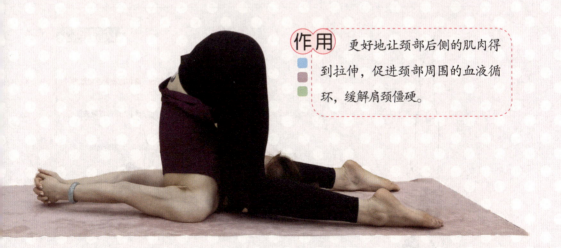

作用 更好地让颈部后侧的肌肉得到拉伸，促进颈部周围的血液循环，缓解肩颈僵硬。

瑜伽 从新手到高手

头肘倒立

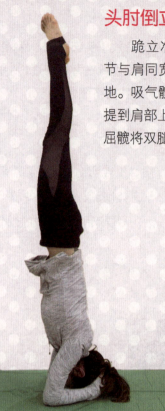

跪立准备,将双手十指相扣前臂压住垫子,肘关节与肩同宽前臂呈等边三角形,后脑勺贴于手掌头顶点地。吸气髋部上提伸直双膝,双脚依次向前走动,髋部提到肩部上方时,将双腿向上伸直,保持5个呼吸。呼气屈髋将双腿向下还原,屈膝到婴儿式放松。

注 意

生理期、颈椎有伤、高血压患者不可练习。肘关节不可大于肩宽。保持过程中头顶不可有压力,不能塌腰,保持双腿并拢。

作用 加强肩部的稳定性和大脑对身体的觉知,促进头部的血液循环,让大脑得到更好的放松。

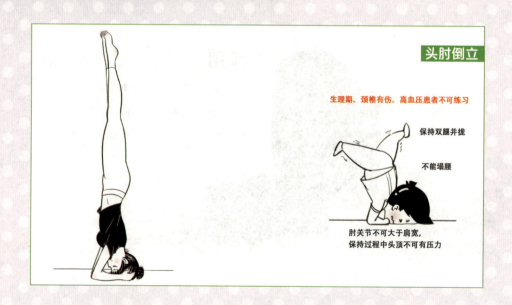

头肘倒立

生理期、颈椎有伤、高血压患者不可练习

保持双腿并拢

不能塌腰

肘关节不可大于肩宽,保持过程中头顶不可有压力

第11章 倒立式

手倒立

下犬式准备，微屈双膝，重心向后，吸气双脚用力向上跳起，将髋部提到肩部上方，双腿平行地面，稳定重心之后，将双腿向上伸直，保持5个呼吸，呼气屈髋、屈膝将双脚还原下犬式。

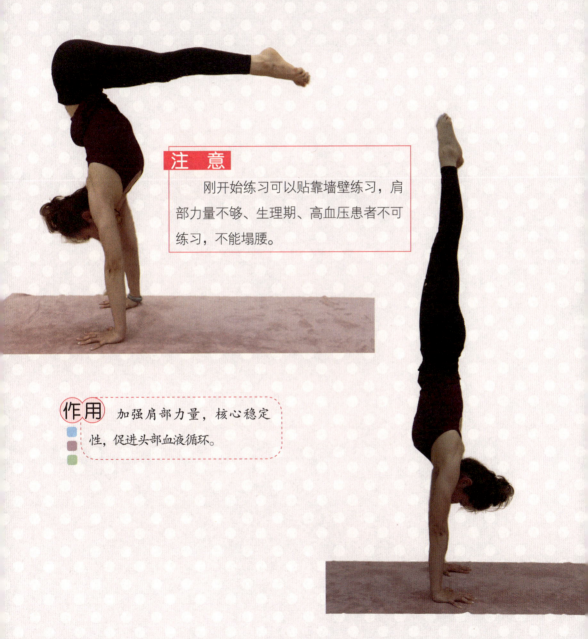

注 意 刚开始练习可以贴靠墙壁练习，肩部力量不够、生理期、高血压患者不可练习，不能塌腰。

作用 加强肩部力量，核心稳定性，促进头部血液循环。

第12章
连贯套路动作

热身：太阳式A ■ ■ ■

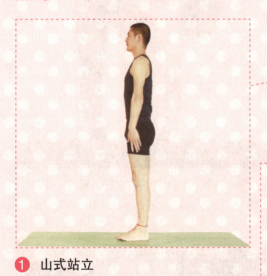

① 山式站立

② 吸气，向上伸展式

瑜伽 从新手到高手

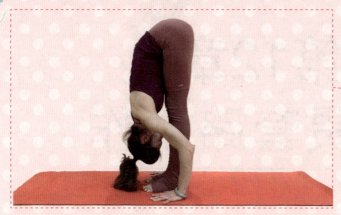

❸ 呼气,站立前屈式

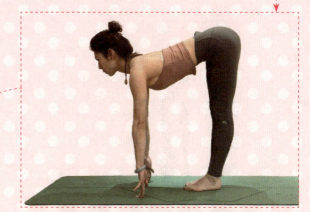

❹ 吸气,站立前屈向上伸展式

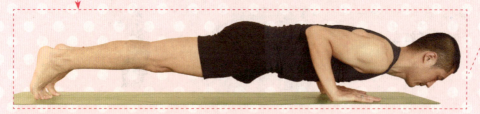

❺ 呼气,四柱式

第12章 连贯套路动作

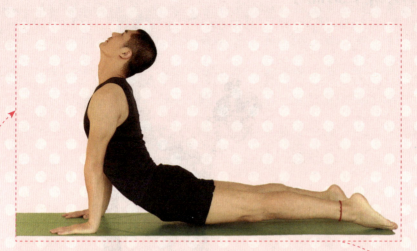

❻ 吸气，上犬式

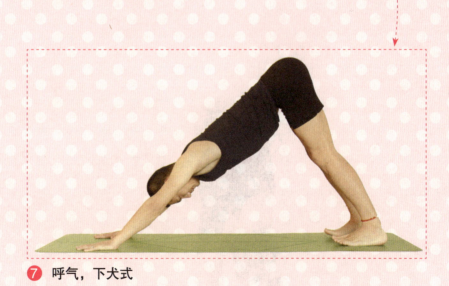

❼ 呼气，下犬式

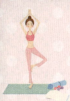

瑜伽 从新手到高手

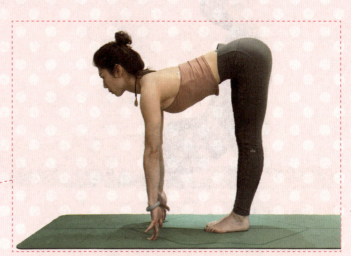

❽ 吸气,站立前屈向上伸展式

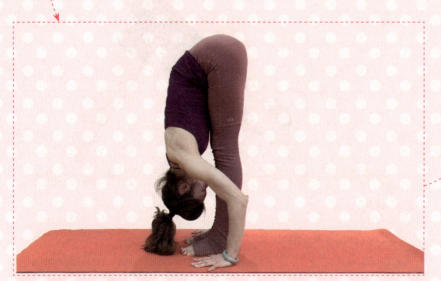

❾ 呼气,站立前屈式

第12章 连贯套路动作

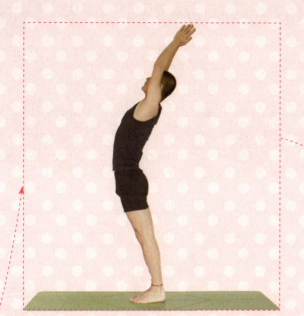

⑩ 吸气,向上伸展式

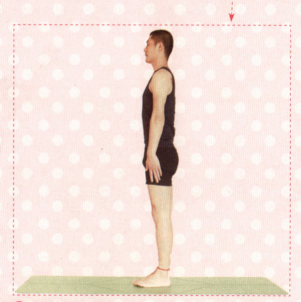

⑪ 呼气,山式站立

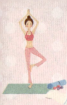

瑜伽 从新手到高手

热身：太阳式B

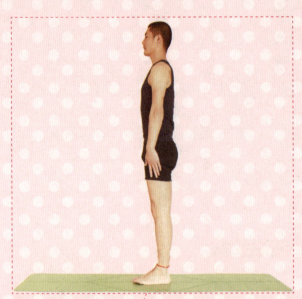

❶ 山式站立

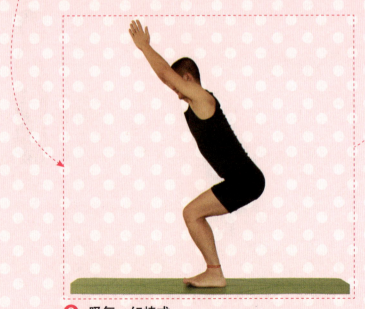

❷ 吸气，幻椅式

第12章 连贯套路动作

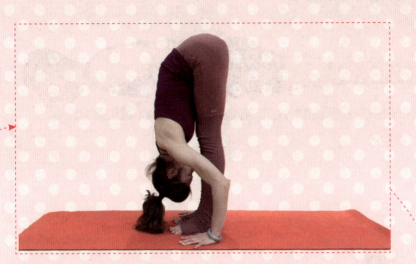

❸ 呼气,站立前屈式

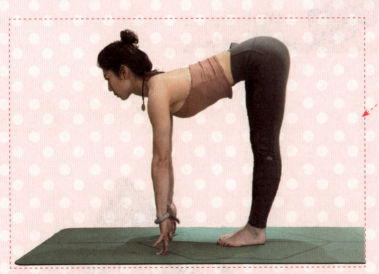

❹ 吸气,站立前屈向上伸展式

· 087 ·

瑜伽 从新手到高手

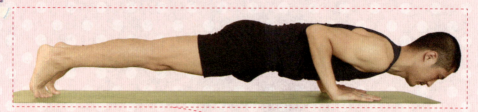

❺ 呼气,四柱式

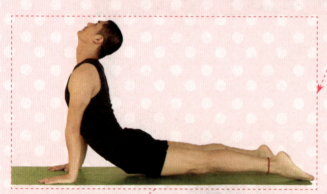

❻ 吸气,上犬式

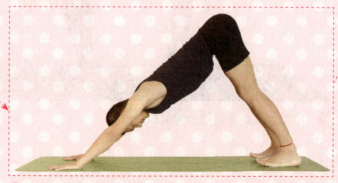

❼ 呼气,下犬式

第12章 连贯套路动作

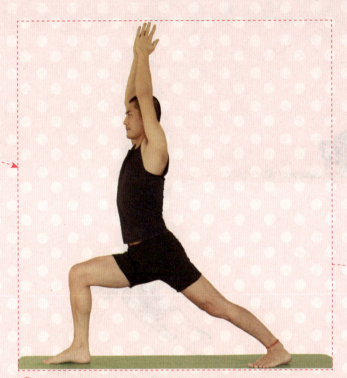

❽ 吸气,战士一式

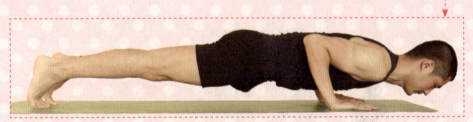

❾ 呼气,四柱式

瑜伽 **从新手到高手**

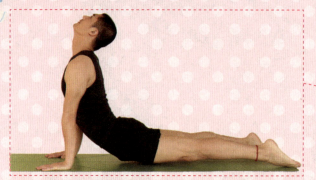

❿ 吸气，上犬式

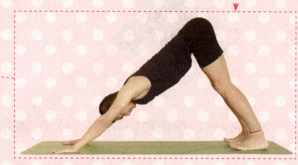

⑪ 呼气，下犬式

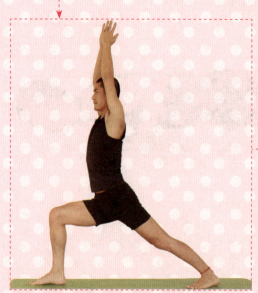

⑫ 吸气，战士一式

第12章 连贯套路动作

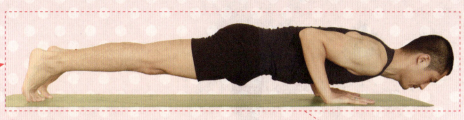

⑬ 呼气，四柱式

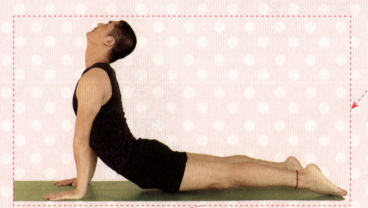

⑭ 吸气，上犬式

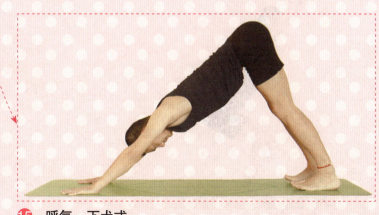

⑮ 呼气，下犬式

· 091 ·

瑜伽 从新手到高手

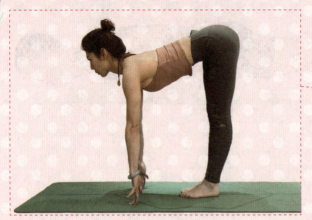

❶⓰ 吸气，站立前屈向上伸展式

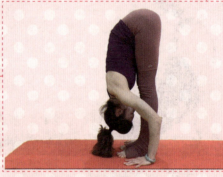

❶⓱ 呼气，站立前屈式

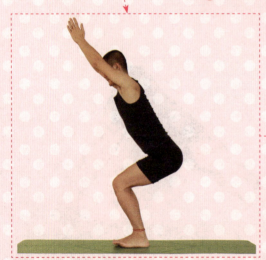

❶⓲ 吸气，幻椅式

第12章 连贯套路动作

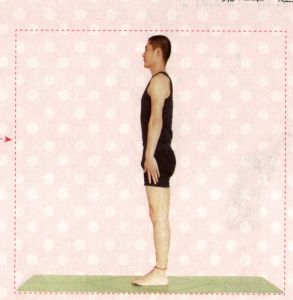

⑲ 呼气，山式站立

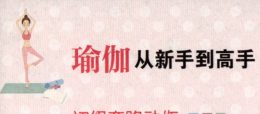

瑜伽 从新手到高手

初级套路动作

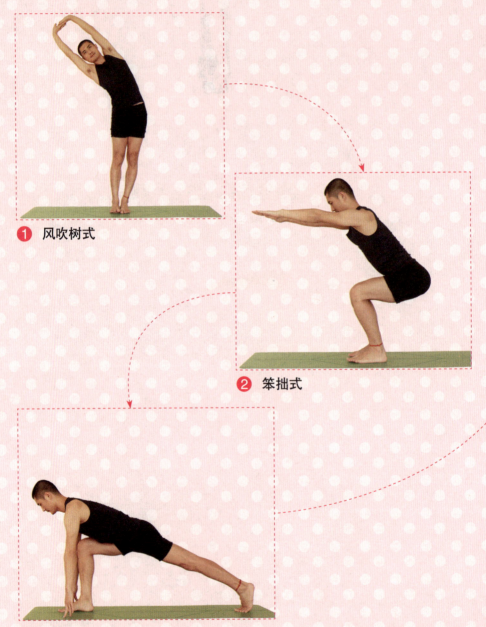

❶ 风吹树式

❷ 笨拙式

❸ 起跑式

第12章 连贯套路动作

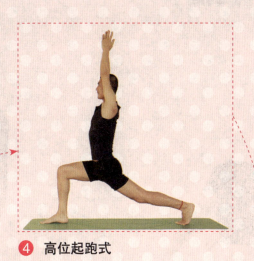

❹ 高位起跑式

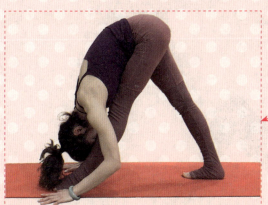

❺ 加强侧伸展式

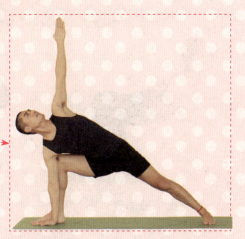

❻ 侧角式

瑜伽 从新手到高手

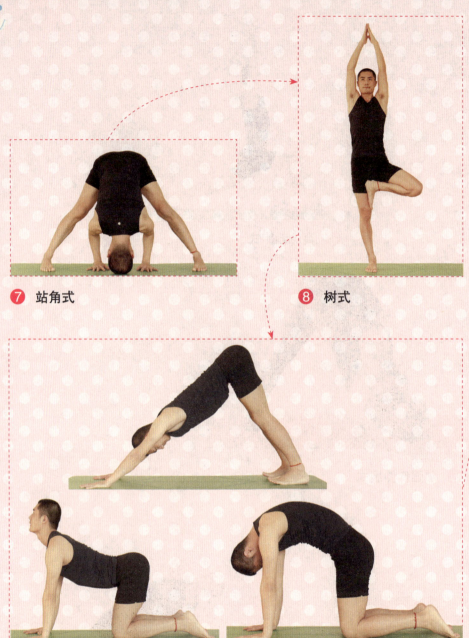

❼ 站角式

❽ 树式

❾ 下犬式（猫伸展、猫弓背）

第12章 连贯套路动作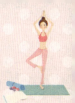

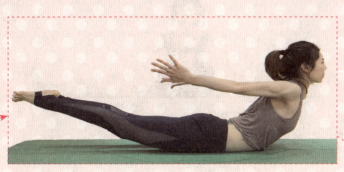

⑩ 蝗虫式

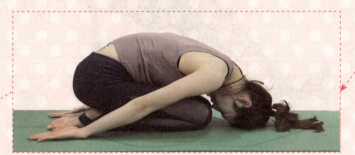

⑪ 婴儿式

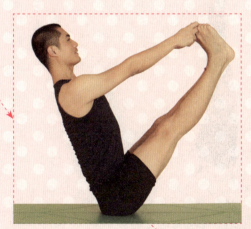

⑫ 船式

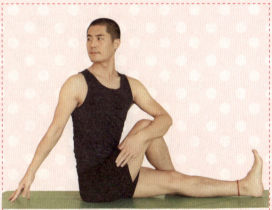

⑬ 简易脊柱扭转式

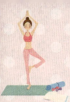

瑜伽 **从新手到高手**

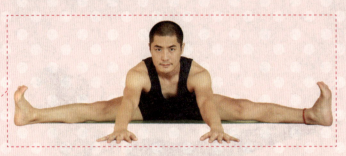

⑭ 坐角式

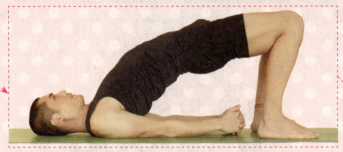

⑮ 桥式

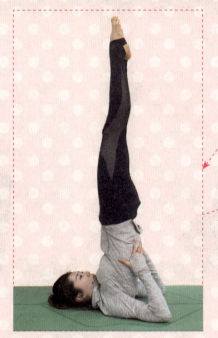

⑯ 肩倒立式

第12章 连贯套路动作

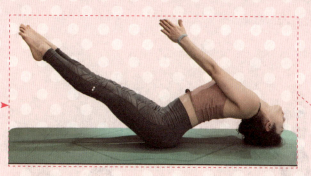

❶❼ 鱼式

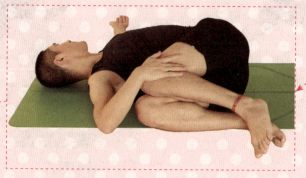

❶❽ 仰卧扭转式

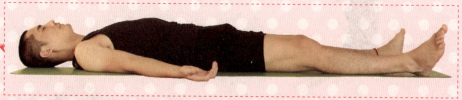

❶❾ 挺尸式

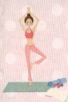

瑜伽 从新手到高手

中级套路动作

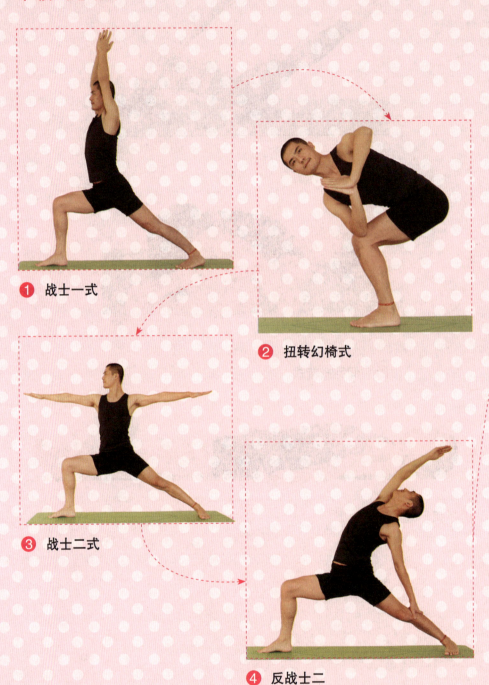

1. 战士一式
2. 扭转幻椅式
3. 战士二式
4. 反战士二

第12章 连贯套路动作

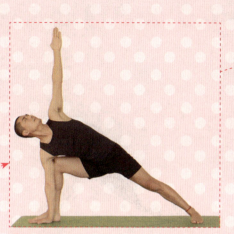

❺ 侧角式

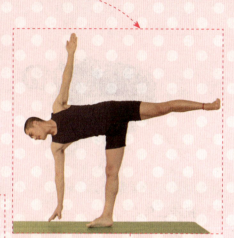

❻ 半月式

❼ 三角式

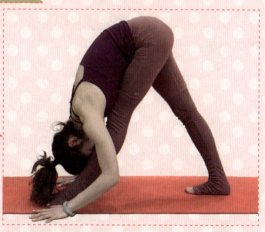

❽ 加强侧伸展式

· 101 ·

瑜伽 从新手到高手

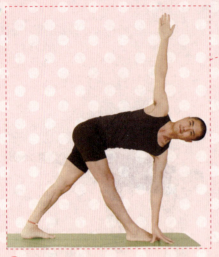

❾ 扭转三角式

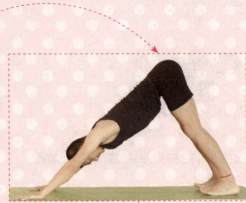

❿ 下犬式

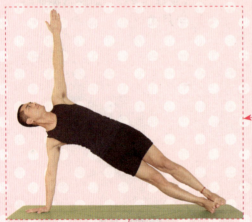

⓫ 侧板式

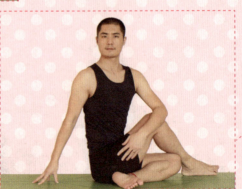

⓬ 半鱼王式

第12章 连贯套路动作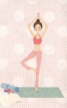

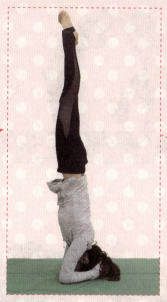

⑬ 头肘倒立

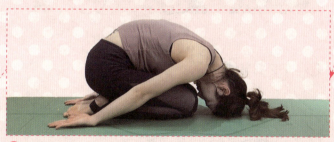

⑭ 婴儿式

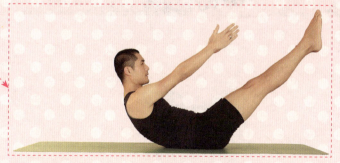

⑮ 半船式

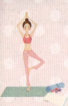
瑜伽 从新手到高手

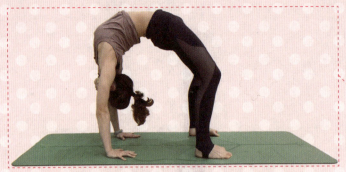
⑯ 轮式

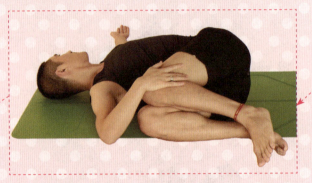
⑰ 仰卧扭转式

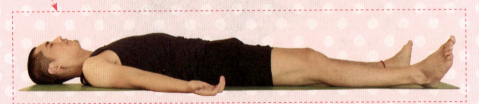
⑱ 挺尸式

高级套路体式 ■■■

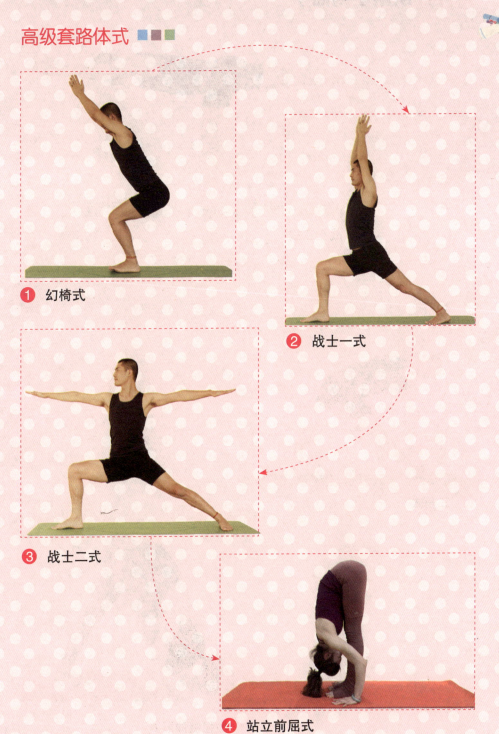

① 幻椅式

② 战士一式

③ 战士二式

④ 站立前屈式

瑜伽 从新手到高手

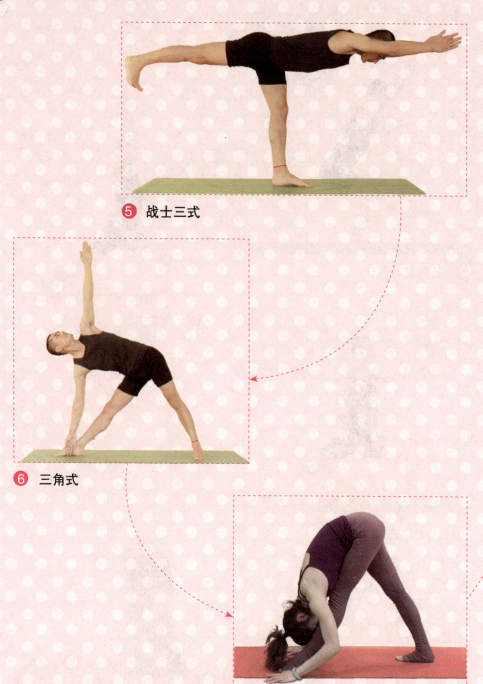

❺ 战士三式

❻ 三角式

❼ 加强侧伸展式

第12章 连贯套路动作

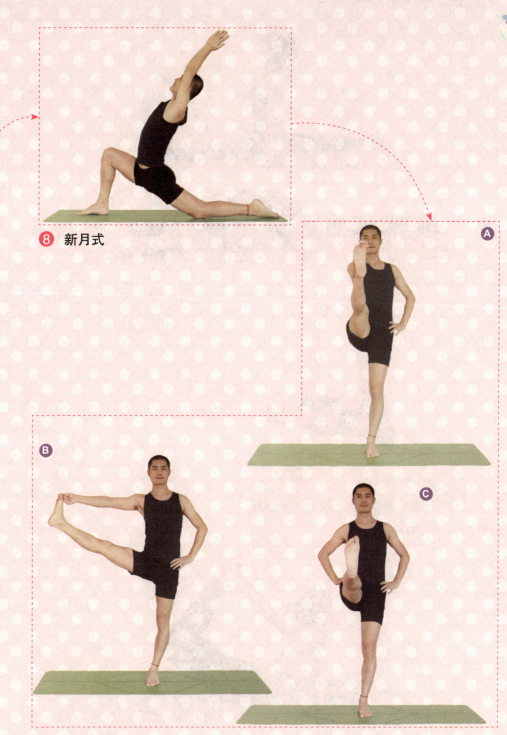

❽ 新月式

❾ 手拉脚单腿站立ABC

·107·

瑜伽 从新手到高手

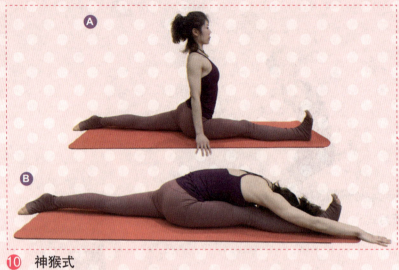

❿ 神猴式

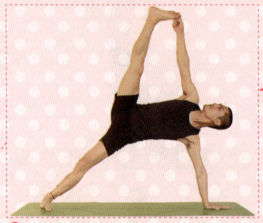

⓫ 加强侧板式

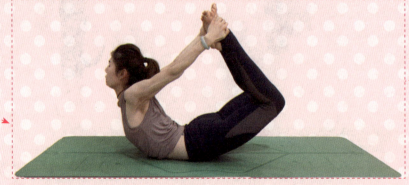

⓬ 弓式

第12章 连贯套路动作

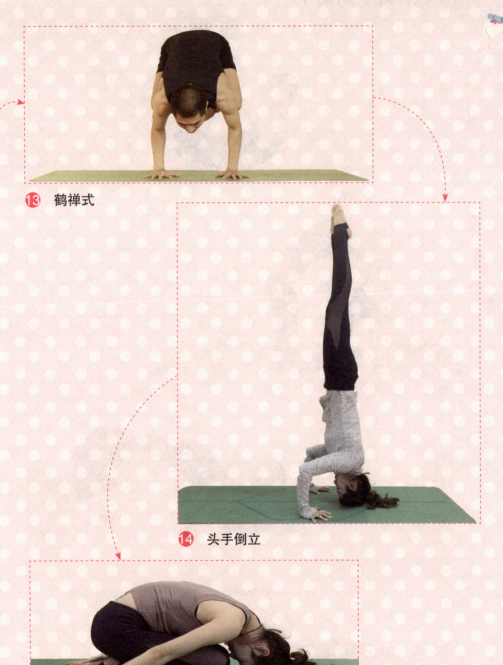

⑬ 鹤禅式

⑭ 头手倒立

⑮ 婴儿式

瑜伽 **从新手到高手**

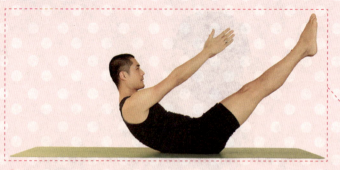

⑯ 半船式

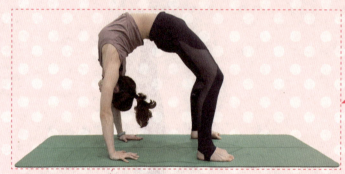

⑰ 轮式

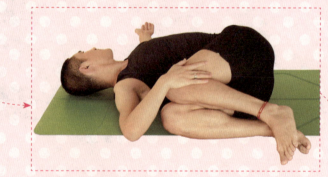

⑱ 仰卧扭转式

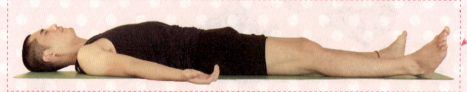

⑲ 挺尸式

开肩后弯套路体式

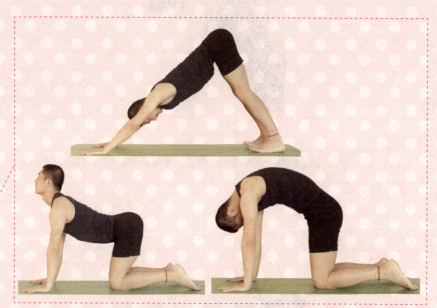

❶ 下犬式、猫伸展、猫弓背

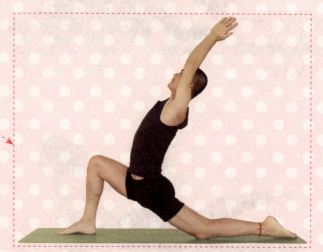

❷ 新月式

瑜伽 从新手到高手

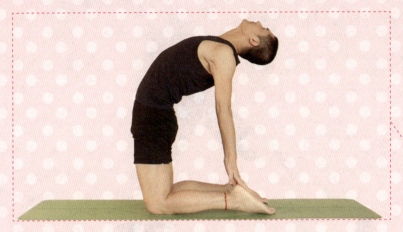

❸ 骆驼式

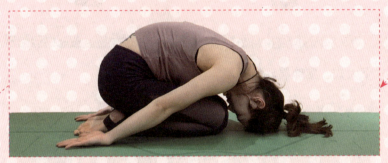

❹ 婴儿式

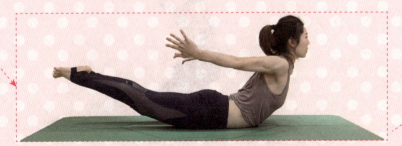

❺ 蝗虫式

第12章 连贯套路动作

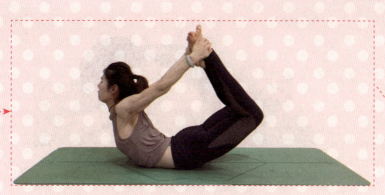

❻ 弓式

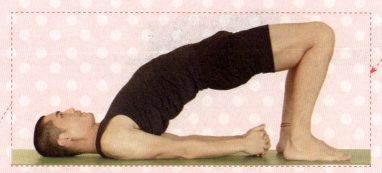

❼ 桥式

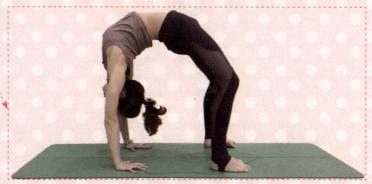

❽ 轮式

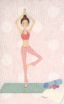

瑜伽 **从新手到高手**

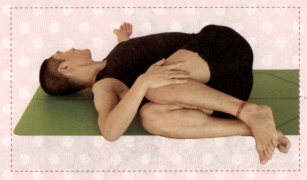

❾ 仰卧扭转式

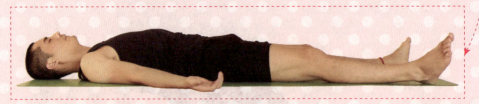

❿ 挺尸式